LE BON CHOIX AU RESTAURANT

200 plats à la loupe pour votre ligne

Conception graphique et mise en page : Catherine Julia (Montfrin)
Illustrations : Idée Graphic (Toulouse)
Crédits photos: ©François Lopez, ©Shutterstock, ©Fotolia, ©iStock (couverture)
et ©LiliGraphie/Shutterstock.com (photo de la page 55)

ISBN : 978-2-36549-152-5
Dépôt légal : 4e trimestre 2015
Impression : France Quercy - Mercuès - N° 51061

Thierry Souccar Éditions, 2015, Vergèze
www.thierrysouccar.com

L'équipe éditoriale tient à remercier les restaurants Le patio à Vergèze ainsi que La Bistoure et le Pékin à Sommières pour leur professionnalisme, leurs conseils… et leurs belles assiettes !

Merci également à François Lopez, photographe à Gallargues-le-Montueux, pour sa patience et sa gentillesse.

Béatrice Pichoud remercie Jacky, pour ses nombreuses relectures attentives, et Stéphane pour son soutien permanent et son aide précieuse.

SOMMAIRE

Ne passez plus commande les yeux fermés !

Entre les plats souvent trop copieux et les menus mal équilibrés, faire les bons choix au restaurant est souvent délicat...

◆◆◆ Frites ou purée ? Steak ou poisson ? Nem ou rouleau de printemps ? Panini ou kebab ? Sushi ou maki ? Que choisir quand on est soucieux de sa ligne et de sa santé et que, pour des raisons personnelles ou professionnelles, on est amené à manger souvent au restaurant ?

À travers ma profession de diététicienne, je suis amenée à rencontrer des patients qui tentent de rester en bonne santé et à les conseiller sur les meilleurs choix alimentaires. Malheureusement, quand ils fréquentent les restaurants, ces conseils se heurtent à de nombreux obstacles. Il est déjà compliqué d'avoir les bons réflexes alimentaires au quotidien, chez soi. Alors au restaurant où la composition des plats n'est pas toujours indiquée et la variété des aliments proposés est vertigineuse !

Quelques interrogations de patients

- « Je suis commercial. Mon métier m'oblige à manger régulièrement au restaurant avec mes clients. Or j'ai tendance à prendre du poids. Quels plats dois-je choisir pour garder la ligne ? »

Frédéric, 30 ans

- « Je travaille dans un salon de coiffure et, entre midi et deux, j'ai très peu de temps pour manger. Quel sandwich puis-je choisir pour ne pas avoir de fringales à 16 heures ? »

Lise, 23 ans

- «Je suis inquiet, j'ai récupéré mes dernières analyses de sang et j'ai un mauvais taux de cholestérol. Quand je mange au restaurant, je trouve que les préparations sont souvent trop grasses. Vers quel type de plat dois-je me tourner pour préserver ma santé cardiovasculaire ? »

Philippe, 48 ans

- « Je fais un régime pour perdre du poids mais je suis fan de pizza. À quelle fréquence et en quelle quantité puis-je en manger ? »

Olivier, 41 ans

- « Deux fois par semaine, en réunion, nous nous faisons livrer un plateau de sushis. Ce type de repas est-il vraiment équilibré ? »

Laure, 39 ans

- « Je suis diabétique et, au restaurant, je suis complètement perdu. Comment savoir ce que je dois choisir et ce qu'il vaut mieux que j'évite ? »

Pierre, 61 ans

- « Je prends souvent un verre de vin rouge au restaurant. Est-ce que c'est nocif pour ma santé ? ».

Patrick, 56 ans

Pourquoi ce livre

Parce que j'ai constaté d'un côté le désarroi de mes patients et de l'autre la diversification de l'offre, j'ai pris conscience qu'il existait un réel besoin d'information nutritionnelle. Une information à la fois adaptée aux contraintes de chacun et facile à mettre en pratique.

Les nouveaux modes de vie qui nous contraignent à rester loin de chez nous des journées entières, contribuent à l'augmentation du nombre de repas pris dans les restaurants ou les fast-foods : distance de plus en plus grande entre domicile et lieu de travail, réduction du temps consacré à la pause-déjeuner, voire journées continues, augmentation des repas multitâches (devant un écran, en transport...). Cette tendance se retrouve dans l'offre de plus en plus élargie de la restauration rapide, ce qui complexifie encore plus nos choix.

Or, en matière d'alimentation, on sait que les mauvais choix peuvent avoir des conséquences immédiates, comme le fameux « coup de barre » de l'après-midi ou un manque de vitalité sur le reste de la journée, mais aussi des conséquences néfastes à long terme. En effet, quand on a une alimentation inadaptée, on ne répond pas aux besoins de l'organisme, du coup on résiste moins bien au stress ainsi qu'aux maladies tant infectieuses que chroniques (maladies cardiovasculaires, cancer, diabète...).

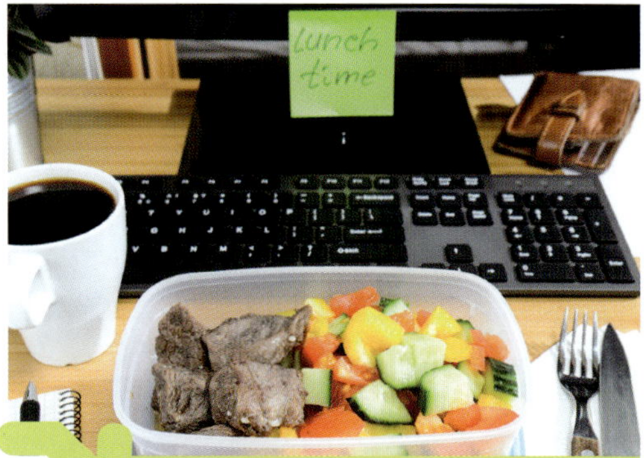

Les actifs sont de plus en plus nombreux à déjeuner au moins une fois par semaine sur leur lieu de travail

C'est pour informer tous ceux qui mangent au restaurant souvent, tout en se souciant de leur santé mais qui ne sont ni médecin, ni nutritionniste, que j'ai écrit ce livre. Je voudrais que celui-ci leur permette de prendre véritablement leur alimentation en main.

Vous allez manger moins

Au restaurant, on a tendance à manger trop parce qu'on choisit ce qui nous fait vraiment plaisir, parce que l'on mange des plats qu'on n'a pas l'habitude de cuisiner, parce que la convivialité pousse à se laisser davantage aller...

Les portions servies ne sont pas toujours adaptées. Elles sont généralement plus importantes que celles que l'on servirait chez soi ou que celles des plats préparés de nos supermarchés.

Par ailleurs les formules « à volonté », avec ou sans buffet, sont de plus en plus courantes, or elles brouillent nos repères habituels quand il s'agit de savoir s'arrêter de manger.

Dans ce livre, je vous donne toutes les astuces et les repères utiles pour mieux évaluer les quantités que l'on vous sert et reprendre ainsi le contrôle de votre estomac.

Vous allez manger mieux

Les recherches menées en nutrition depuis 20 ans démontrent que certaines recommandations (« il faut éviter les graisses », « il faut manger des féculents à chaque repas »...) sont en réalité fausses. On sait par exemple aujourd'hui que toutes les graisses et tous les féculents ne se valent pas, que certains méritent d'être présents au quotidien dans vos assiettes et d'autres consommés avec parcimonie.

Par ailleurs, de nombreux plats sont très gras, très salés ou encore très sucrés. Or ces graisses, ce sel, ce sucre... ne sont pas toujours visibles. La qualité de certains aliments peut également s'avérer médiocre (peu de vitamines, peu de minéraux ou encore présence de nombreux additifs ou ingrédients néfastes).

◆ **Dans ce livre, je vous dis clairement ce que vous devez vraiment savoir sur les qualités nutritionnelles des différents aliments et des différents plats. Je vous donne des indications concrètes pour savoir notamment comment bien choisir vos graisses et vos féculents. Je vous donne aussi des informations précises sur les teneurs en sel, en sucre, en graisse de nombreux plats, sandwichs et préparations dont je commente l'intérêt nutritionnel (vitamines, minéraux, fibres...). Et parce que certaines associations d'aliments sont meilleures que d'autres, je vous dis également comment composer vos repas.**

Comment j'ai travaillé

Pour faire cet ouvrage, j'ai retenu les types de restaurants, les plus répandus et les plus fréquentés, qu'il s'agisse de chaînes de restauration ou de restaurants indépendants.

Pour chaque type de restaurant, j'ai sélectionné les entrées, plats, accompagnements, desserts et boissons les plus fréquemment proposés et consommés.

Afin de repérer les plats qui posaient problème, et ceux qui, au contraire, pouvaient être mangés sans restriction, j'ai mené des analyses nutritionnelles à partir d'informations données par les restaurateurs et celles que j'ai pu trouver dans les bases de données nutritionnelles et les ouvrages de nutrition. J'ai interviewé longuement plusieurs restaurateurs et récolté de nombreuses données auprès des fournisseurs.

J'ai intégré dans mes analyses les conséquences des différents modes de préparation (cuisson, congélation...) ainsi que la présence ou non d'ingrédients artificiels (additifs, ingrédients transformés...). L'ensemble de ces éléments m'a permis de réaliser des analyses qualitatives poussées que j'ai résumées et synthétisées pour cet ouvrage.

Pour les analyses quantitatives, les portions habituellement servies au restaurant ont été évaluées. Les entretiens menés avec mes patients m'ont aussi permis de recueillir différents types de comportements alimentaires.

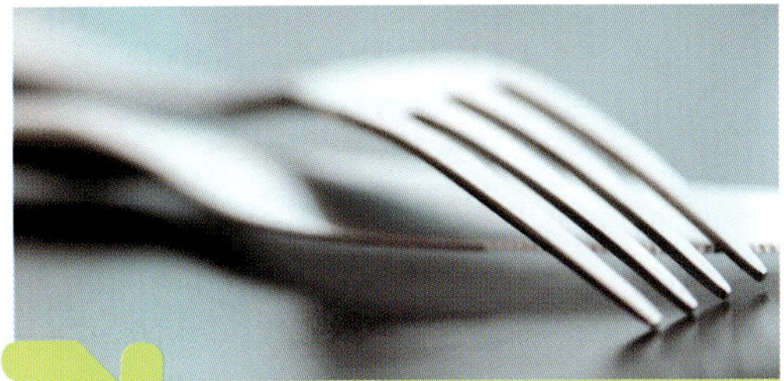

Au restaurant, on a souvent tendance à manger trop

Ce que vous allez trouver

Après un rapide tour des habitudes des Français à table puis des modes de fonctionnement d'un restaurant, vous trouverez les 8 grandes règles d'une alimentation équilibrée. Grâce à elles, vous comprendrez pourquoi certaines catégories d'aliments sont bénéfiques pour votre santé et votre ligne et d'autres plus néfastes, et saurez les identifier simplement. Ces grandes règles sont complétées par une pyramide qui vous indique à quelle fréquence chaque type de plat mérite d'être consommé.

Pour chaque grande catégorie de restaurants (brasserie, cafétéria, chinois, japonais, sandwicherie...), vous trouverez, illustrés de schémas et de photos :

- les points forts et les points faibles de l'offre nutritionnelle,
- des focus sur certains aliments particuliers ou emblématiques,
- les pièges à éviter,
- les caractéristiques nutritionnelles, par portion, des plats les plus fréquents avec, pour chaque grande catégorie (pizzas, sushi...), ceux à favoriser et ceux à éviter.

Je vous donnerai également des exemples de plats ou de formules à éviter ou au contraire à privilégier.

Ces informations vous permettront d'identifier en un coup d'œil ce que vous avez intérêt à commander pour rester en bonne santé le plus longtemps possible ! Histoire que vous ne soyez plus jamais déstabilisé au moment où le serveur s'approchera de vous en vous demandant : « Vous avez choisi ? ».

Les Français à table

Les Français ont le choix entre 305 000 établissements de restauration, dont 65 % sont des indépendants. Sur les 87,2 milliards de chiffre d'affaires générés par ce secteur d'activité, 20 % le sont par les chaînes.

Pas si souvent que ça au restaurant

Les Français prennent un repas sur cinq à l'extérieur : c'est bien plus que les Allemands (un repas sur sept), mais beaucoup moins que les Britanniques (un repas sur trois à l'extérieur) ou les Américains.

PAYS	CONSOMMATION
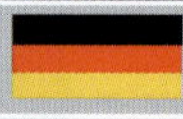	Allemagne : 1 repas sur 7
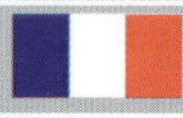	France : 1 repas sur 5
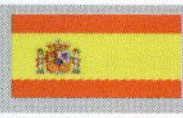	Espagne : 1 repas sur 5
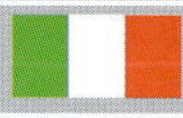	Italie : 1 repas sur 4
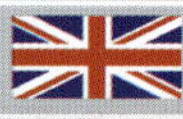	Grande Bretagne : 1 repas sur 3
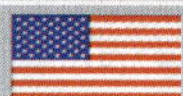	États-Unis : 1 repas sur 2

Les Français se déplacent moins qu'autrefois pour aller manger au restaurant. C'est surtout le secteur de la restauration traditionnelle qui connaît une baisse d'activité et de fréquentation. Si les Français sont plus exigeants sur la qualité du lieu et de l'assiette présentée à table, ils sont aussi plus regardants sur leurs dépenses. La restauration rapide, quant à elle, gagne des parts de marché, plus particulièrement sur le créneau du déjeuner.

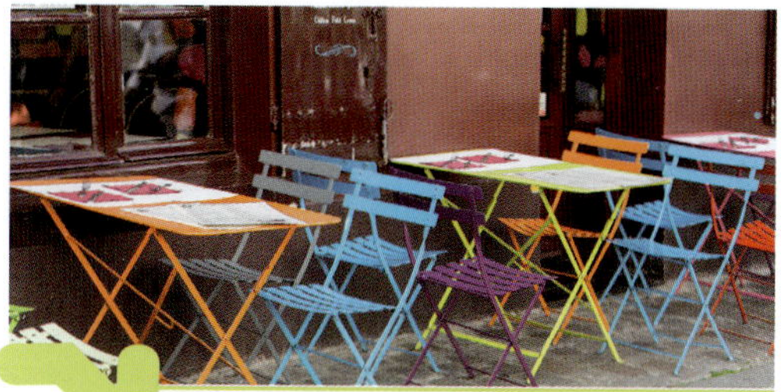

Depuis 2011, la restauration traditionnelle souffre d'une baisse de fréquentation

8,60 euros pour un déjeuner à l'extérieur

Selon une étude de marché NPD, les Français dépensent en moyenne 8,60 euros pour un déjeuner à l'extérieur (14 euros en moyenne en restauration traditionnelle contre 6 euros en restauration rapide).

LES REPAS EN RESTAURATION RAPIDE : 5 À 12,50 EUROS

L'addition varie selon le type de restaurant

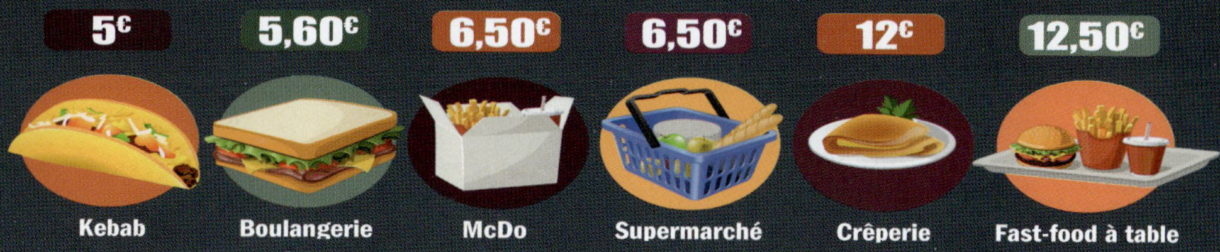
5€
Kebab
5,60€
Boulangerie
6,50€
McDo
6,50€
Supermarché
12€
Crêperie
12,50€
Fast-food à table

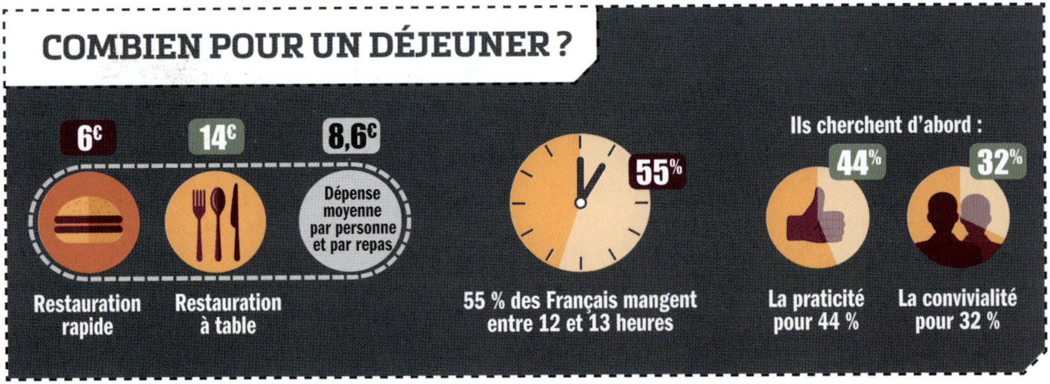

Près d'un déjeuner sur quatre en restauration rapide

Selon un sondage Qapa de 2015, moins d'un Français sur 3 mange à l'extérieur à midi.

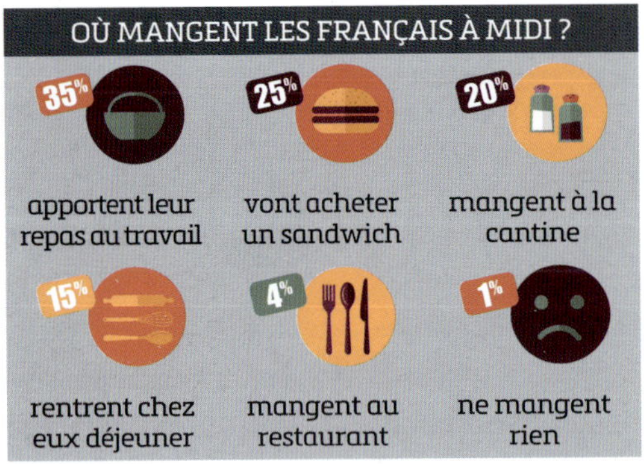

20 à 30 minutes pour déjeuner

Selon l'enquête Qapa, la majorité des Français ont 20 à 30 minutes pour déjeuner, et 27% prennent 10 à 20 minutes.

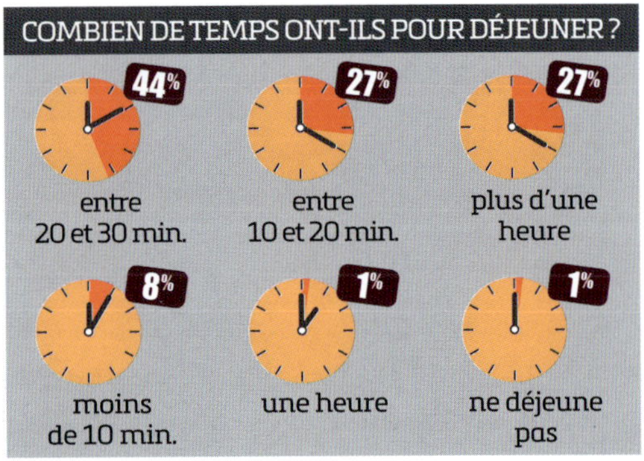

Et la durée du repas se réduit.

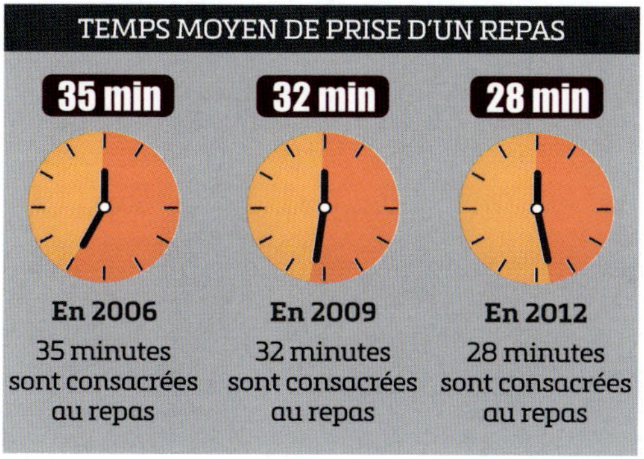

Pour choisir un restaurant, d'abord Internet

46% des Français consultent en priorité Internet. Puis viennent les conseils de l'entourage (25% des choix), et enfin ceux des guides (16%).

Les nouveaux modes de consommation

Tiraillé entre son plaisir et des contraintes de temps et de budget, le consommateur procède à des arbitrages qui dictent sa consommation.

- Pour des raisons de coût principalement, seulement 12 % des repas sont composés d'une entrée, d'un plat et d'un dessert ; à 80%, les clients choisissent plat et dessert. Les formules plats + café, entrée + plat ou plat + dessert, séduisent davantage car elles sont plus rapides et moins chères.
- Le consommateur recherche des aliments sains et de grande fraîcheur, pour une alimentation équilibrée et « diététique ». La génération « Z » (ceux qui sont nés, vivent et vivront avec Internet) se soucie du goût et de la qualité des aliments, et se tourne vers la nutrition santé. Certaines chaînes n'hésitent pas à mettre en avant aujourd'hui la qualité nutritionnelle de leurs offres. L'offre « bio » se développe progressivement, ainsi que l'offre d'aliments locaux, naturels, peu transformés, comme l'utilisation de grains anciens (kamut, épeautre, amarante...), d'herbes rares ou insolites (cerfeuil, livèche, mélisse...), ou encore d'édulcorants naturels (miel, sirop d'érable, agave...).

◆ Les Français restent également attachés à la cuisine et aux restaurants de qualité (comme l'attestent les mouvements tels que le « fooding » qui allie plaisir gustatif et inventivité), et à leur patrimoine culinaire : la blanquette de veau et le magret de canard arrivent encore parmi leurs plats préférés. Les plats à partager tels que la pizza ou encore la raclette arrivent également dans le haut du panier. Pour 53 % des Français, aller au restaurant procure, ou doit procurer, du plaisir et être convivial.

◆ L'attrait pour les autres cuisines étrangères ne se dément pas, qu'il s'agisse de cuisine libanaise (Noura), turque (Our), mexicaine (Cactus)...

◆ La restauration à table s'inspire du fast-food : emblême ultime de la malbouffe en France pendant des années, le burger, revisité ou gourmand, est aujourd'hui à la carte de la majorité des établissements, et les formules « rapides » du midi se multiplient.

◆ Les menus s'adaptent aux régimes alimentaires de plus en plus variés, nombreux et originaux. Même si les tendances sont encore différentes selon les pays (par exemple, le « sans gluten » est très populaire aux États-Unis, en Angleterre et en Italie), la restauration est aujourd'hui obligée de prendre en compte les spécificités des consommateurs. Cela se traduit par des ajustements dans les menus, ou par le développement de nouveaux concepts de restaurants dédiés à cette thématique.

◆ D'autres modes de consommation se développent, avec la « gamelle » amenée au bureau ou encore le recours au « Proxi », qui construit peu à peu son offre à emporter (Picard, Daily Monop...). À l'ère du numérique, la livraison de plats à domicile (ou au bureau) se développe, à l'instar de la société Uber, spécialisée dans les nouvelles technologies et les services de transport, qui s'est lancée sur le créneau de la livraison de plats, via une commande numérique. L'entreprise promet une livraison d'une sélection de plats de restaurants en vogue, en moins de dix minutes.

Les nouveaux concepts du côté de la restauration rapide

◆ **L'attrait pour les espaces tendances, soignés, cosy.**

L'heure est à l'association de l'innovation culinaire et d'une ambiance ou d'un cadre « remarquable » (T-Maki Shop, Lucien et la Cocotte et Cie...)

◆ **L'engouement pour les concepts anglo-saxons.**

Les coffee-shops (Starbucks Coffee, Columbus Café...) se développent.

On y trouve des recettes de boissons thématisées autour du café, et ces établissements se positionnent désormais sur des instants de consommations différents : petits déjeuners, déjeuners ou goûters. Ils répondent à la tendance de snacking, et proposent cookies, muffins, donuts, cheese-cakes... Côté atmosphère, ces établissements développent des espaces conviviaux, avec un mobilier confortable et amènent une liberté de temps de consommation.

Le bagel, ce sandwich en forme d'anneau, séduit de plus en plus car il offre une alternative aux produits peu coûteux et rapides à consommer, comme les kebabs ou les paninis .

◆ **Les food-trucks.**

Ces camions ambulants sont en plein essor et leur offre est de plus en plus qualitative et variée (cuisine bio, tendance « gourmet », plats « faits maison », burger chic...).

◆ **La restauration à thème.**

Elle fait de plus en plus d'adeptes : spécialités de pâtes (Mezzo di pasta, Francesca...), de soupes (Boon...), de jus (Feeljuice...), spécialités alsaciennes (Flam's).

◆ **La restauration rapide haut de gamme.**

Elle se développe avec ce qu'on appelle le «fast-casual». Les restaurants Prêt à manger, Exki, Bert's, Cojean, Francesca se sont positionnés sur une offre de produits de qualité à un prix raisonnable.

Les dessous de la qualité des plats

Ce n'est pas parce qu'il est labellisé « fait maison » que le plat servi ressemblera à celui de votre maman. Voici les contraintes qui pèsent sur les restaurateurs et donc sur la qualité des plats.

◆◆◆ Le temps d'attente pour le service est un critère important pour le client, ce qui implique une bonne organisation.

Ainsi, la manière de travailler en cuisine doit être pensée de façon à pouvoir préparer tous les plats de la carte en un temps minimal. Cela concerne aussi le matériel utilisé, l'organisation physique de la cuisine, la distribution des rôles du personnel entre la cuisine et la salle. L'une des contraintes pour le restaurateur est aussi d'offrir des plats de qualité et des menus variés, pour une addition moyenne jugée acceptable par le client (lire page 14 l'infographie sur le ticket moyen).

De nombreux coûts

Les charges qui pèsent sur les restaurateurs sont multiples : loyer du local, assurances, eau, gaz, électricité, blanchissage des nappes, des serviettes et des tabliers, frais d'entretien, frais de transports, fournitures diverses, droits d'auteur à verser à la SACEM en cas de diffusion de musique dans le restaurant, etc.

Les plus importantes restent cependant les charges de personnel et les matières premières.

LE PERSONNEL

Les charges du personnel (salaires et charges sociales) représentent environ 35 % du chiffre d'affaires : 30 % pour la restauration rapide, et jusqu'à 40 % pour la restauration traditionnelle (voire même 45 % pour un restaurant gastronomique). Pour la restauration traditionnelle, le service à table contribue directement au niveau élevé des frais de personnel et les besoins de main-d'œuvre en cuisine sont également importants.

Les règles d'hygiène à respecter

Le restaurateur a une responsabilité importante sur la qualité sanitaire des aliments qu'il sert, notamment en cas de contamination. Pour éviter tout problème, il doit suivre différentes règles concernant l'approvisionnement, les denrées, les températures de conservation, etc.
En cas d'infraction lors d'un contrôle (inopiné), il encourt différentes sanctions, pouvant aller jusqu'à la fermeture de l'établissement.
Les infractions les plus fréquentes concernent la qualité des aliments :

- denrées avec des dates de consommation dépassées, congélation illicite, etc.
- fausses mentions valorisantes sur l'origine (« régional », « fermier »), le type de fabrication (« maison »), ou sur la nature même des produits (« jambon » pour « épaule »).

LES MATIÈRES PREMIÈRES

Le coût des matières premières pour les restaurateurs s'élève de 25 % à 35 % de leur chiffre d'affaires. Les achats de produits alimentaires par le secteur de la restauration en France représentent plus de 17 milliards d'euros (hors boissons) par an. La restauration est l'un des principaux débouchés de l'industrie agroalimentaire.

LES PRINCIPAUX COÛTS DES RESTAURATEURS

	RESTAURATION RAPIDE	RESTAURATION TRADITIONNELLE
Chiffre d'affaires net	100	100
Achat de matières premières	26,5 %	29,1 %
Frais de personnel	26 %	43 %

Les différents circuits d'approvisionnement

Les principales sources d'approvisionnement des restaurants sont les suivantes :

- **Les « Cash and Carry »** (« payez et emportez ») qui sont des grossistes réservés aux professionnels, dont les plus importants dans le secteur de la restauration sont Metro et Promocash. On trouve de tout chez ce type de fournisseurs, du plat préparé « micro-ondable », aux produits frais, d'excellence. Même certains chefs étoilés s'y fournissent, pour la qualité de certains produits qu'ils y trouvent. Pour le restaurateur, l'intérêt de ces circuits de distribution réside dans le regroupement des produits sur un même lieu, et dans la présentation organisée et standardisée des produits.
- **Les grossistes spécialisés** assurant une livraison, dont les plus importants sont Transgourmet, Pro A Pro, ou encore Groupe Pomona. Pour ce type de circuit, l'inconvénient est que les produits ne sont pas visibles à la commande.
- **Les marchés de gros,** qui regroupent, dans un même lieu, les producteurs et grossistes des secteurs alimentaires. Dans ce type de circuit de distribution se

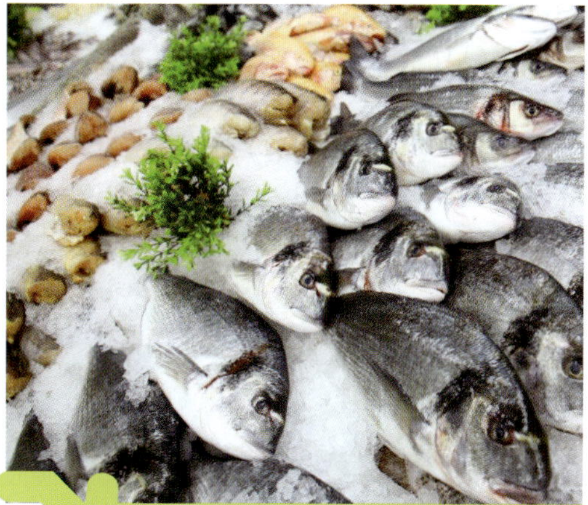

Les « Cash and Carry » proposent des plats tout prêts mais aussi des produits frais de qualité

trouvent les marchés d'intérêt national (MIN), des marchés de gros auxquels les pouvoirs publics ont accordé un statut particulier de service public. Ce réseau est constitué aujourd'hui de 18 marchés, le plus important étant à Rungis, près de Paris. Ces marchés proposent à la fois des produits frais et de qualité et des produits régionaux et internationaux. Le restaurateur a un choix visuel sur les aliments qu'il va sélectionner, et peut bénéficier de différents conseils sur les produits.

- **Les grandes et moyennes surfaces.** Ce sont les mêmes circuits de distribution que pour les particuliers.
- **Les détaillants et producteurs locaux,** qui livrent directement aux restaurateurs. Ils sont la source d'approvisionnement privilégiée des restaurants traditionnels misant sur la fraîcheur et l'authenticité des produits. Le recours à ce type de circuit valorise aussi l'image de l'établissement par des approvisionnements régionaux. Le principal inconvénient pour le restaurateur reste le risque de rupture de stocks.

Concernant les franchises, nombreuses en restauration rapide, leurs approvisionnements se font via des centrales d'achat : un seul fournisseur propose un catalogue de produits alimentaires couvrant tous les besoins des franchisés. Il n'y a donc pas de choix visuel pour le restaurateur, et l'offre est plus fermée et limitée.

Le recours aux produits industriels

La pression sur leurs marges et la recherche d'économies dans leurs dépenses d'exploitation incitent les restaurateurs à utiliser des aliments transformés dans leurs préparations. La demande en produits « prêts à l'emploi » augmente donc, au bénéfice des industriels de l'agroalimentaire, qui offrent aujourd'hui une gamme très étendue de ce type de produits : flan de champignons avec un résultat « digne du fait maison », tarte industrielle citron « qui ne fait pas usine », feuilleté de poissons surgelés « sophistiqués », écrasé de pomme de terre surgelé...

La cuisine « d'assemblage » tend donc à se répandre en restauration puisqu'elle permet aux restaurateurs de limiter toutes les contraintes liées à la préparation des repas. Même dans les écoles hôtelières, on apprend aujourd'hui à faire de la cuisine assemblée (les élèves n'y apprennent plus à faire des fonds de sauce, par exemple).

En restauration rapide où l'on vend des plateaux, des repas froids ou chauds... c'est essentiellement une cuisine d'assemblage qui est pratiquée, à partir de produits de différentes sortes : surgelés, sous vide, appertisés...

LES AVANTAGES DES ALIMENTS INDUSTRIELS POUR LE RESTAURATEUR

- **Hygiène plus simple :** les produits bruts, frais, non transformés (viande, volaille, légumes...) sont les denrées les plus exposées aux risques de contamination, et sont pour cette raison plus contraignantes pour les restaurateurs que les produits industriels.
- **Meilleure gestion des stocks :** les aliments surgelés se conservent 6 mois et les produits sous vide 21 jours, contre 3 jours pour un produit frais. Un poulet « fermier », congelé, est donc plus pratique à gérer...
- **Gain de temps en cuisine :** produits sous vide, aliments surgelés, plats préparés... Ces préparations permettent aux restaurateurs de réduire le temps de préparation en cuisine, d'augmenter le nombre de couverts

réalisés à chaque service et de réduire le personnel. Ainsi dans une brasserie ayant recours à ce type de produits, chaque soir, 150 clients peuvent être servis en andouillette, poulet rôti, burgers et « Fish and Chips » en moins de 2 heures, avec un effectif de deux cuistots en cuisine. À l'inverse, pour préparer dans un restaurant traditionnel de 40 couverts un menu comprenant tartare de saumon, blanquette de veau et fondant au chocolat, le « fait maison » nécessitera 5 heures, et mobilisera trois cuistots. La même préparation prendra seulement 10 minutes avec un tartare de saumon déjà assaisonné, une blanquette déjà cuisinée et emballée sous vide, et un fondant au chocolat surgelé...

DEUX INCONVÉNIENTS POUR LE CONSOMMATEUR

◆ Une uniformisation du goût

Due au fait que nos plats « traditionnels » de type blanquette de veau, magret de canard... sont issus des mêmes fournisseurs industriels.

Par exemple, une souris d'agneau industrielle sera plus salée que celle faite maison avec un goût de « recuit ».

◆ Un manque de transparence et d'information

La provenance des aliments entrant dans les préparations industrielles reste incertaine, comme la façon dont sont préparés les plats. Les additifs peuvent être nombreux, et le consommateur n'a pas forcément accès à l'information en ce qui concerne la présence éventuelle d'allergènes (qui peuvent, par exemple, se retrouver dans une souris d'agneau industrielle).

Malgré tout, les consommateurs et certains restaurateurs restent très attachés aux valeurs de traçabilité et de naturalité, comme en témoignent le titre de « maître restaurateur », conditionné à l'absence de cuisine d'assemblage, ou la règlementation récente du « fait maison ». Les tendances observées dans la consommation alimentaire des Français se transposent dans la restauration hors foyer : « locavorisme », circuits courts, produits bio...

Les 8 conseils pour manger mieux au restaurant

En matière de nutrition, on entend tout et son contraire. Ces 8 grandes règles vous donnent des repères simples pour faire les meilleurs choix dans toutes les situations.

Conseil N°1

Mettre le bémol sur le pain, les pâtes, le riz ou encore les pommes de terre

- Pour éviter de prendre du poids
- Pour diminuer votre risque de diabète
- Pour ralentir votre vieillissement

Oubliez les notions complètement obsolètes de « sucres lents » et de « sucres rapides ». On sait en effet aujourd'hui que certains glucides considérés auparavant comme « lents » élèvent le taux de sucre sanguin (la glycémie) de façon très rapide et très forte. C'est le cas par exemple de la purée de pomme de terre.

Il existe en réalité en gros trois catégories de glucides : ceux qui augmentent peu la glycémie, ceux qui l'augmentent modérément et ceux qui l'augmentent intensément. Pour les identifier, il existe un outil appelé index glycémique (IG) : plus un aliment augmente fortement et rapidement la glycémie, plus son IG est important. Moins il perturbe la glycémie, plus son IG est bas. L'IG dépend de nombreux facteurs : cuisson, nature de l'amidon, présence de fibres, de graisses, etc.

COMMENT CALCULE-T-ON L'IG D'UN ALIMENT ?

Concrètement, 30 à 45 minutes après un repas, le taux de glucose sanguin passe par un pic avant de retrouver progressivement sa valeur initiale. Pour calculer un index glycémique, on donne à des volontaires 50 g de glucose dilué dans de l'eau : ceci servira de référence (IG = 100). Le glucose sanguin est mesuré toutes les 30 minutes pendant 2 à 3 heures. Cette opération est renouvelée avec une portion de l'aliment à tester contenant 50 g de glucides (100 g de pain, 125 g de frites, 600 g de carottes, 800 g de pastèque, ces deux derniers aliments étant très riches en eau, il en faut une grosse quantité pour atteindre 50 g de glucides). En divisant l'aire située sous la courbe glycémique de l'aliment testé par l'aire située sous la courbe de référence, on obtient l'IG. L'IG est très utile car il renseigne sur la qualité d'un aliment riche en glucides. En dessous de 55 on parle d'IG bas, entre 55 et 70 d'IG modéré et au-dessus de 70 d'IG élevé.

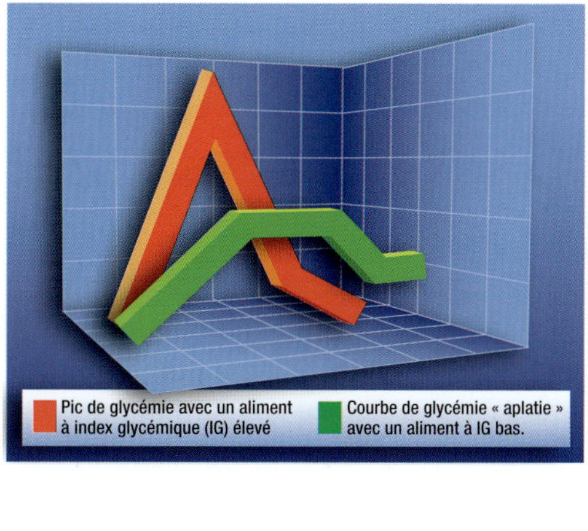

POURQUOI LES ALIMENTS À IG ÉLEVÉ FONT GROSSIR ?

Toute élévation de glycémie conduit à la sécrétion d'insuline, une hormone produite par le pancréas, dont le rôle est d'abaisser le taux de sucre sanguin dès qu'il devient trop élevé. Plus la glycémie est élevée, plus la sécrétion d'insuline consécutive est élevée. Or l'insuline ordonne aux cellules de capter le glucose présent dans le sang et de le transformer en graisses. Il a le pouvoir également de diminuer la destruction des réserves de graisses. Enfin, les aliments à IG élevé stimulent l'appétit. Résultat : on grossit.

LES SURPRISES DE L'IG

Les aliments raffinés comme la baguette, le riz blanc ou le riz soufflé – que l'on considérait comme des sucres lents auparavant – ont un IG élevé voire très élevé. C'est aussi le cas des pommes de terre, surtout lorsqu'elles sont frites ou en purée. Au contraire, le pain et le riz complet, les flocons d'avoine, et le riz basmati ont un IG modéré à bas. Le sucre de table (saccharose) a quant à lui – et de manière plutôt surprenante ! – un IG modéré égal à 68.

LA TAILLE DE LA PORTION IMPORTE AUSSI

Les pâtes ont un IG modéré donc elles sont a priori sans risque pour la santé. C'est

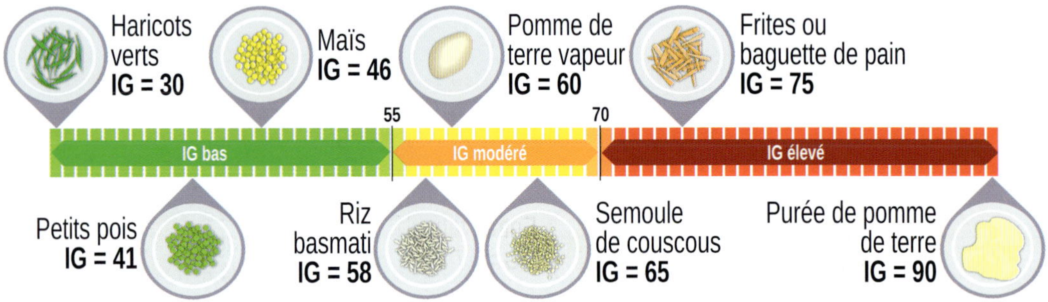

vrai… si on en consomme une petite quantité ! Une grosse plâtrée augmentera forcément davantage la glycémie qu'une assiette de taille raisonnable. En effet, l'impact d'un aliment glucidique sur la santé ne dépend pas seulement de son IG, mais également de la quantité que l'on va ingérer. Pour rendre compte de la conséquence d'une portion d'un aliment sur la glycémie, on utilise également la notion de charge glycémique (CG). La CG tient compte à la fois de la qualité et de la quantité des glucides, pour une portion d'un aliment donné. La charge glycémique permet de savoir quel impact sur la glycémie aura une portion précise d'aliment glucidique.

Équivalent morceaux de sucre

Pour vous aider à visualiser la charge glycémique d'une portion de pizza ou de pâtes, nous utilisons des « équivalents sucre ». Voyons comment se fait le calcul. Un morceau de sucre = 5 g, l'IG du sucre = 68, la CG d'un morceau de sucre est donc 68 x 5/100 = 3,4.
Exemple : une tranche d'ananas en conserve a une CG de 3,5.
Manger une tranche d'ananas équivaut (en termes d'impact sur la glycémie) à manger à peu près 1 morceau de sucre d'où « équivalent sucre de l'ananas » = 1.

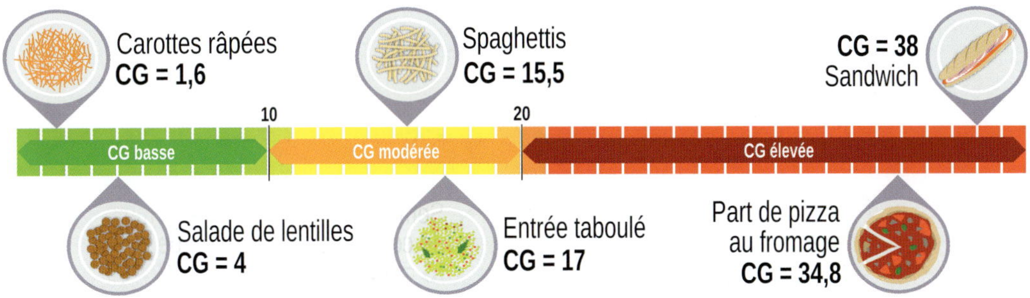

$$\text{CG d'un aliment} = \frac{\text{IG X quantité de glucides dans l'aliment}}{100}$$

Un bol de 150 g de purée, c'est 22,5 g de glucides. L'IG de la purée est 90.

La CG d'un bol de purée est donc 20,2 (6 morceaux de sucre). C'est une CG élevée. Elle provoquera un pic de glycémie.

Une assiette de 175 g de carottes Vichy, c'est 9,6 g de glucides. L'IG de la carotte cuite est 47.

La CG d'une assiette de carottes est donc 4,5 (1,5 morceau de sucre). C'est une CG basse. Elle ne provoquera pas de pic de glycémie.

EN QUOI LA CHARGE GLYCÉMIQUE EST UNE NOTION IMPORTANTE ?

La CG permet de relativiser certains IG élevés, compte tenu des portions habituellement consommées (ex : le melon a un IG de 88, mais une CG faible pour une portion usuelle puisqu'il contient beaucoup d'eau et peu de glucides). Elle permet d'estimer la portion d'un aliment à ne pas dépasser pour rester dans une CG modérée (CG < 20). Plus on consomme de grandes quantités d'aliments à CG élevée, plus on grossit et plus on a de risque de souffrir de diabète, de maladies cardiovasculaires et de cancer.

La notion de CG vous sera très utile aux restaurants italien et japonais ou à la sandwicherie, des établissements où les aliments sont particulièrement riches en glucides.

EN PRATIQUE

- Méfiez-vous du pain des corbeilles ainsi que des accompagnements de frites, de pomme de terre, de riz ou de pâtes. À remplacer par des légumes ou à ne manger qu'en petites quantités !
- Fibres et vinaigre abaisseront globalement la CG de votre repas. Privilégiez donc les entrées de crudités ou de cuidités : poireaux vinaigrette au bistrot, carottes râpées à la cafétéria, antipasti de légumes à la pizzeria, tartare à base de légumes ou d'algues au restaurant japonais...

Conseil N°2 Opter pour les entrées de crudités, les accompagnements de légumes et les desserts aux fruits

- Pour améliorer votre santé digestive
- Pour augmenter votre satiété et donc éviter de prendre du poids
- Pour avoir davantage de vitamines, de minéraux, d'antioxydants et moins de calories

Produits céréaliers, plats préparés, glaces, viennoiseries : l'univers alimentaire occidental moderne est saturé de produits industriels contenant schématiquement beaucoup de calories et peu de nutriments bénéfiques (vitamines, minéraux, fibres). C'est ce que l'on appelle les « calories vides ». Pour se réapproprier son alimentation (et donc sa santé), il est indispensable de contrebalancer la mauvaise qualité de l'alimentation actuelle en privilégiant les aliments riches en vitamines, minéraux et fibres et pauvres en calories.

C'est à ce titre que les fruits et les légumes ont tout leur intérêt.

- Leur **teneur en fibres** est élevée.
- Leur **densité nutritionnelle** (DN) est élevée : ils apportent beaucoup de vitamines et de minéraux.

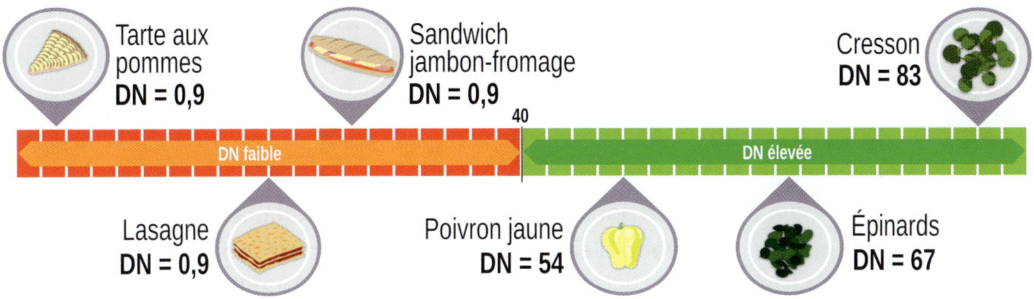

◆ Leur **densité calorique** (DC) est basse : ils apportent peu de calories.

LA DENSITÉ NUTRITIONNELLE (DN)

C'est un indice qui reflète la teneur en 14 nutriments d'un aliment : vitamines B1, B2, B3, B6, B9, B12, A et C, calcium, magnésium, potassium, fer, zinc et protéines. La DN est calculée pour la quantité d'aliment qui apporte 100 kcal.

> **Abats et fruits de mer à la rescousse**
>
> Même si la plupart des légumes ont des densités nutritionnelles supérieures à 40, ce ne sont pas eux qui détiennent les records. Les abats et les fruits de mer font encore mieux ! Le foie de veau possède une DN de 226, les palourdes de 224, les rognons d'agneau de 195, les huîtres de 179 et le foie de bœuf de 167. À consommer aussi souvent que vous le pouvez si vous les appréciez !

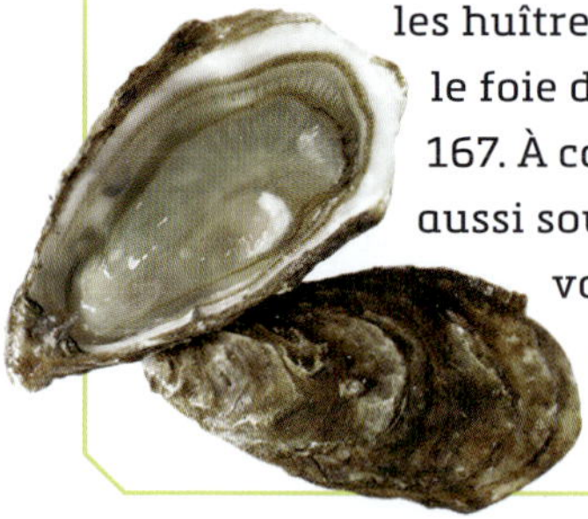

LA DENSITÉ CALORIQUE (DC)

La densité calorique d'un aliment correspond à l'apport en calories (kcal) de 100 g de l'aliment. Elle s'exprime donc en kcal/g. Par exemple un hamburger apporte 300 calories pour 100 g. Sa DC est donc de 3. Par comparaison, 100 g de haricots blancs cuisinés apportent 100 calories. Sa densité calorique est de 1. Traduction : si, au lieu de manger des haricots dont la DC est égale à 1, vous mangez la même quantité (en poids) de hamburger dont la DC est égale à 3, vous allez ingurgiter trois fois plus de calories !

En choisissant des aliments dont la densité calorique est faible (voir dessin ci-contre), on arrive plus rapidement au sentiment de satiété. C'est-à-dire que pour une même portion, les aliments à DC faible apportent moins de calories, mais l'estomac est rempli de la même façon et

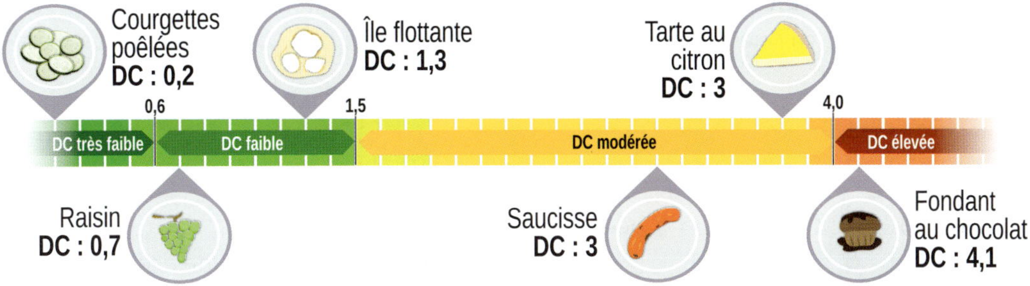

arrête d'envoyer des signaux de faim. Vous êtes rassasié plus rapidement, sans en payer le prix en termes de calories.

FAITES LE PLEIN DE FIBRES !

Les **fibres solubles** freinent l'absorption des graisses et réduisent les taux de cholestérol (de 5 à 10 %), en particulier celui du cholestérol LDL (« mauvais » cholestérol) et de triglycérides. Elles ralentissent aussi l'évacuation du contenu de l'estomac. Ainsi, elles freinent aussi bien la montée du glucose dans le sang que la sécrétion d'insuline après un repas. Elles prolongent donc la sensation de satiété. Enfin, les fibres solubles jouent un rôle de régulateur hormonal en contrôlant les niveaux d'œstrogènes qui sont impliqués dans l'obésité abdominale (et certains cancers).

Les **fibres insolubles** accélèrent le transit intestinal et la fréquence des selles, en augmentant leur volume. Elles augmentent l'élimination des substances cancérogènes, ce qui est intéressant en prévention des cancers digestifs.

La consommation quotidienne de fibres moyenne en France n'est que de 16 g, alors que les chercheurs recommandent d'en ingérer 25 à 30 g par jour. Le tableau de la page suivante vous aidera à en manger plus.

QUELQUES ALIMENTS RICHES EN FIBRES

ALIMENTS (100 G)	TENEUR EN FIBRES (G)
Poireaux vinaigrette 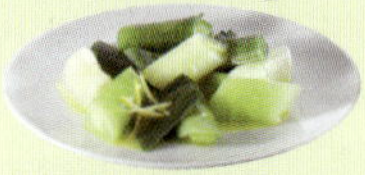	2.5
Haricots verts cuits 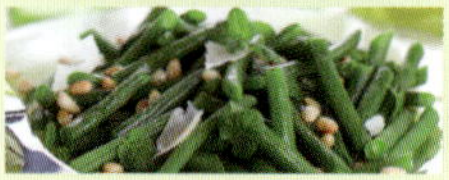	2.5
Carottes râpées 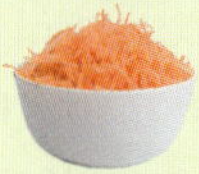	3
Petits pois cuits 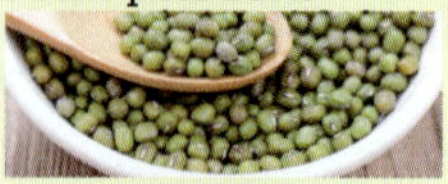	4.5
Lentilles cuites 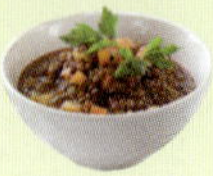	4.5

EN PRATIQUE

◆ N'hésitez pas à demander s'il est possible de changer l'accompagnement de votre plat de résistance : une ratatouille, un gratin de courgettes ou des haricots verts peuvent facilement remplacer pâtes, frites ou purée.

◆ Pour leur richesse en fibres (mais aussi en protéines !), réhabilitez également les légumes secs, en entrée ou en accompagnement : pois chiches, lentilles, haricots blancs...

◆ Préférez toujours une salade de fruits ou une compote à une crème au caramel, un fondant ou une mousse au chocolat.

Conseil N°3 Consommer plus de la moitié de son repas sous forme végétale

- **Pour diminuer votre risque d'ostéoporose**
- **Pour réduire votre risque d'hypertension artérielle**
- **Pour éviter de perdre vos muscles en les remplaçant par de la graisse**

Pour fonctionner en bonne santé, notre organisme doit se situer dans une zone de pH équilibré, c'est-à-dire ni trop haut (acide), ni trop bas (alcalin). Par des systèmes régulateurs très efficaces (notamment au niveau des poumons et des reins), le pH du sang s'adapte perpétuellement à l'acidité qui est générée par le fonctionnement même de nos cellules, mais aussi par la transformation des aliments. Mais si notre alimentation est trop acidifiante, ces régulations peuvent devenir insuffisantes, et un état d'acidose (trop acide) chronique peut s'installer avec son cortège de risques associés (lire encadré).

Les conséquences de l'acidose chronique

- déminéralisation osseuse
- ostéoporose
- fonte musculaire
- flatulences
- risque de calculs
- infections urinaires
- hypertension artérielle
- fatigue
- prise de poids...

LES VÉGÉTAUX, LES MEILLEURES ARMES CONTRE L'ACIDOSE

L'indice Pral (*Potential Renal Acid Load* ou Charge Rénale Acide Potentielle) permet de classer les aliments selon leur pouvoir « acidifiant » ou, au contraire, « alcalinisant ». Calculé pour 100 g d'aliment, il est établi par un rapport entre les minéraux

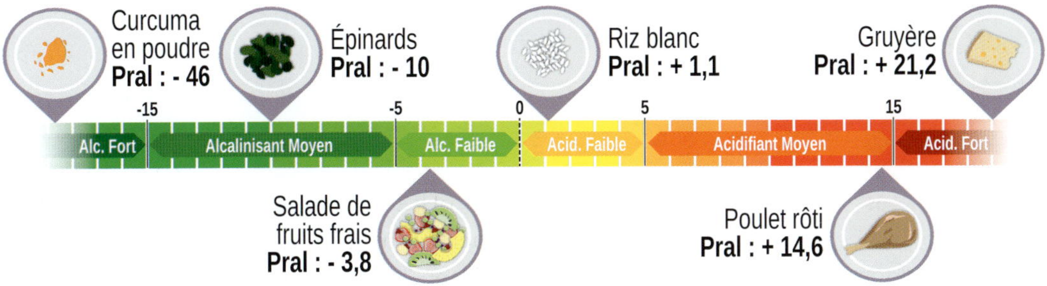

alcalinisants contenus dans l'aliment (calcium, magnésium, potassium et sodium) et les minéraux acidifiants (chlore, soufre, phosphore), ainsi que les protéines.

De part leur richesse notamment en potassium, tous les végétaux sont alcalinisants pour notre organisme. Au contraire, la viande, le fromage, les céréales sont acidifiants.

EN PRATIQUE

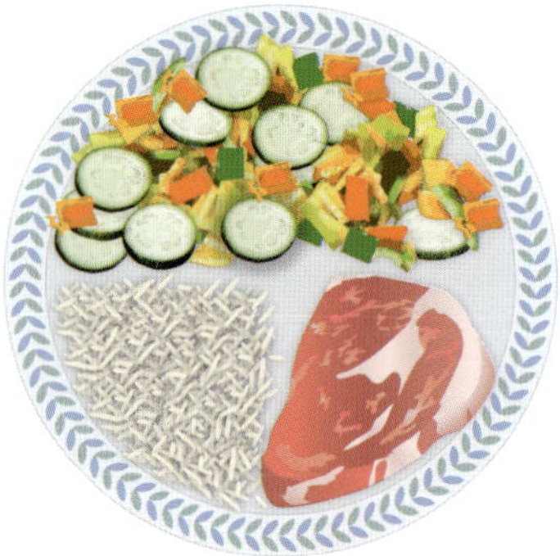

◆ L'alimentation occidentale moderne, riche en céréales, laitages et viandes, est particulièrement acidifiante. C'est pour cette raison qu'il est important d'augmenter dès que possible sa consommation d'aliments alcalinisants.

◆ Une règle simple pour alcaliniser votre déjeuner : la moitié de votre assiette doit être remplie de légumes, et l'autre moitié de protéines et de féculents. Si vous pensiez que du poisson accompagné de riz était un repas équilibré, vous vous trompiez !

Conseil N°4 Limiter les plats et les aliments les plus salés

- Pour prévenir la perte osseuse
- Pour diminuer votre risque d'hypertension artérielle et donc de maladie cardiovasculaire
- Pour vous éviter de prendre du poids

Depuis 2000, la consommation de sel n'a pratiquement pas baissé : les hommes consomment 8,7 g de sel par jour et les femmes et les enfants 6,7 g. Or, il faudrait selon les recommandations de l'OMS (Organisation mondiale de la santé) ne pas dépasser 5 g/jour.

Le sel de la salière ne représente que 10% du sel consommé. 90% du sel consommé provient d'aliments transformés : pain, fromage, charcuteries, sauces et condiments, plats préparés industriels...

LES RISQUES POUR LA SANTÉ D'UNE CONSOMMATION EXCESSIVE DE SEL

Le sel est la combinaison de chlorure et de sodium. Le sodium en présence du potassium participe à la répartition de l'eau au sein de l'organisme, à la régulation de la pression artérielle et du volume sanguin. Mais, une consommation excessive de chlorure de sodium (sel) peut aggraver certaines problème de santé : rétention d'eau, hypertension artérielle, ostéoporose et calculs rénaux.

EN PRATIQUE

◆ Assaisonnez vous-même vos salades en demandant de l'huile d'olive et du vinaigre. Outre le fait que vous serez sûr d'avoir des graisses de bonne qualité (et non de l'huile de tournesol qui favorise l'inflam-

QUELQUES D'EXEMPLES D'ALIMENTS TRÈS SALÉS

ALIMENTS	TENEUR EN SEL (G)
Fromage (une portion de 50 g) 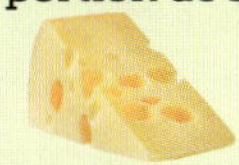	0.6
Charcuteries (100 g) 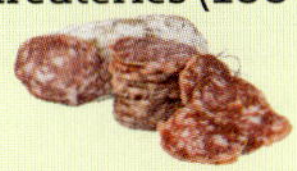	2.4
Sandwich jambon-beurre 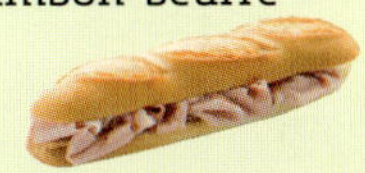	3
Baguette (100 g) 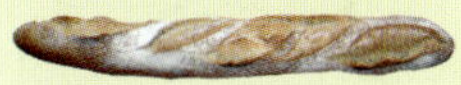	1.7
Salade hareng pomme de terre (une portion) 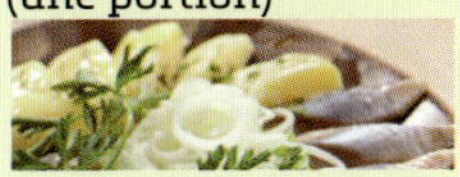	2
Sauce pour nems (20 mL) 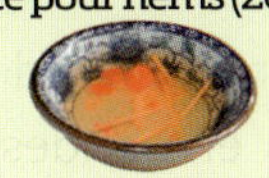	1

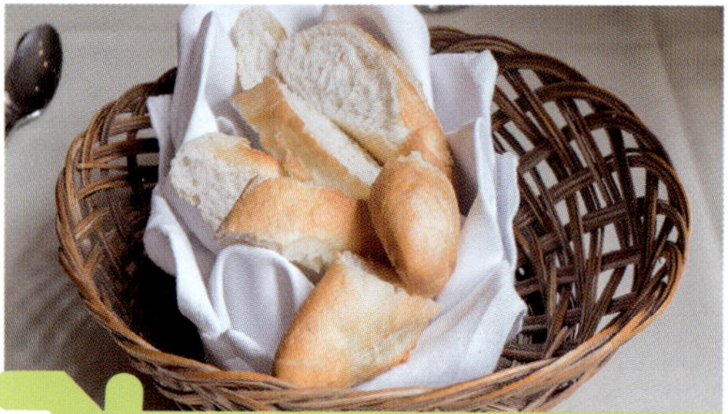

La plus grande partie du sel consommé en France provient du pain

mation), vous éviterez ainsi les sauces toutes prêtes que de nombreux restaurateurs servent à leurs clients et qui sont généralement très salées. Pour les plats en sauce, demandez à ce que la sauce soit servie à part, pour pouvoir la doser vous-même, car de la même manière, celles-ci sont souvent très salées.

◆ Limitez votre consommation de fromage (pizza, quiche...), de charcuteries (pâté, jambon, saucisson...) et de pain (en éloignant la corbeille de pain de votre champ de vision et en évitant les sandwichs).

Conseil N°5 Équilibrer les différents types de graisses et d'huiles

- Pour garder le moral
- Pour freiner l'inflammation
- Pour prévenir l'infarctus

Les aliments que nous consommons nous fournissent trois types d'acides gras, différents par leur structure chimique : saturés, mono-insaturés ou polyinsaturés.

◆ Charcuterie, fromages... : acides gras saturés (AGS)

Apportés en excès, les AGS augmentent le LDL-cholestérol (le « mauvais » cholestérol) qui se dépose peu à peu sur les parois des artères provoquant leur obstruction progressive (c'est ce qu'on appelle l'athérosclérose). Pour autant, il ne s'agit donc pas de les exclure (elles sont utiles au bon fonctionnement de l'organisme) mais de les limiter. Pour les femmes, la quantité quotidienne recommandée de graisses saturées est de 22 g contre 29 g pour un homme.

QUELQUES ALIMENTS RICHES EN GRAISSES SATURÉES

ALIMENTS	TENEUR EN GRAISSES SATURÉE (G)
Fromage (une portion de 50 g) 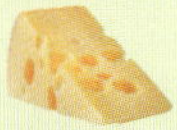	9
Part de pizza (une part de 200 g) 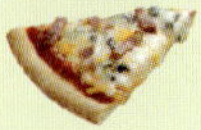	18
Sandwich jambon-beurre 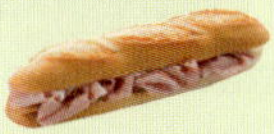	24
Crème glacée (100 g) 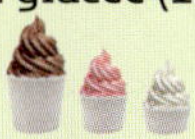	10
Moelleux au chocolat (une portion) 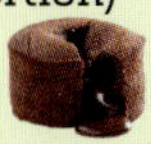	16
Crème brûlée (une portion) 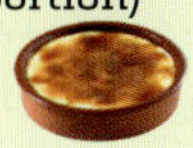	17

Huile d'olive, avocat... : acides gras mono-insaturés (AGMI)

Ces acides gras, qui font partie des oméga-9, à l'inverse, diminuent le LDL-cholestérol (le « mauvais ») tout en augmentant le HDL-cholestérol (le « bon »). Ils sont reconnus pour leurs vertus cardioprotectrices. L'acide oléique est le principal acide gras mono-insaturé. L'huile d'olive par exemple, pour sa richesse en acide oléique, contribue aux bénéfices santé du fameux « régime méditerranéen ».

Huiles végétales, viandes et poissons : acides gras poly-insaturés (AGPI)

Les AGPI regroupent deux grandes familles d'acides gras : les oméga-6 et les oméga-3. Ces deux familles sont qualifiées d'acides gras essentiels car l'organisme en a absolument besoin, mais ne sait les fabriquer. C'est donc notre alimentation qui doit les fournir. Ces deux familles ont des effets opposés dans notre organisme. Si notre alimentation est trop riche en oméga-6, et pas assez en oméga-3, cela favorise les phénomènes d'inflammation et d'épaississement du sang, et cela peut conduire à la formation progressive d'une plaque qui bouche les artères. Or, dans notre alimentation actuelle, le rapport oméga-6/oméga-3 est très élevé, atteignant parfois 30 fois plus d'oméga-6 que d'oméga-3.

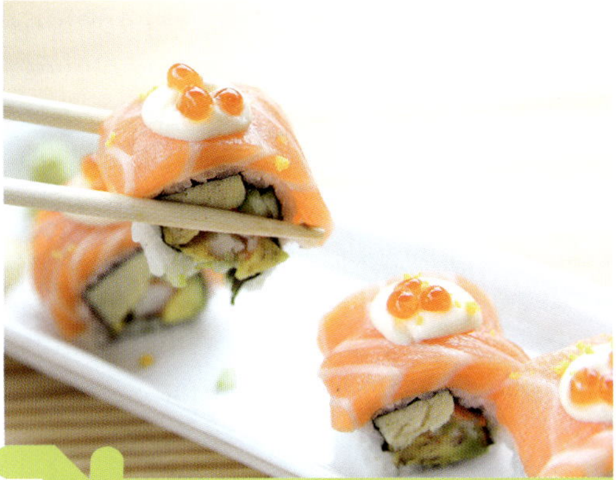

Les oméga-3 animaux sont plus intéressants que les végétaux car directement assimilés par l'organisme

Poissons gras, huile de colza ou de noix... : AGPI de la famille des oméga-3

Les oméga-3 ont une action anticoagulante, favorisent la dilatation des vaisseaux sanguins, et ont des effets anti-inflammatoires. Manger au restaurant est une bonne occasion de manger du poisson ou des crustacés, des aliments que nous cuisinons et consommons généralement peu à la maison et qui contiennent des oméga-3 d'excellente qualité.

Le DHA, l'un des acides gras oméga-3 présents dans l'huile de poisson, fournit à tous les neurones du cerveau un véritable « bain » d'oméga-3. Grâce aux oméga-3, les membranes cellulaires restent fluides, ce qui facilite la réception des signaux délivrés par les messagers chimiques comme la sérotonine : pas de « grésillement » dans la transmission, les neurones baignés d'oméga-3 reçoivent et réexpédient un message clair et fort, dont dépend notre équilibre émotionnel.

◆ **Huile de tournesol ou de pépins de raisin, graisses d'animaux élevés au maïs (porc, poulet) : AGPI de la famille des oméga-6**

Les oméga-6 (dont le précurseur est l'acide linoléique) favorisent la coagulation du sang, la contraction des vaisseaux sanguins et activent le système immunitaire ainsi que la réaction inflammatoire.

COMMENT ÉQUILIBRER LES OMÉGA-6 ET LES OMÉGA-3

Au quotidien, augmentez votre consommation d'aliments riches en oméga-3 (en privilégiant l'huile de colza ou l'huile de noix en assaisonnement, ou, encore mieux, en consommant régulièrement du poisson gras (comme la sardine, le maquereau, le saumon ou le thon) et diminuez vos apports en oméga-6 (haro sur l'huile de tournesol). Les apports alimentaires en oméga-6 ne devraient pas être plus de 4 ou 5 fois plus importants que les apports alimentaires en oméga-3.

Ratio oméga-6 / oméga-3 optimal < 5

EN PRATIQUE

◆ En entrée, pensez aux tartares et carpaccios de poisson à la brasserie, aux sashimis au restaurant japonais, ou encore à la salade niçoise ou norvégienne en sandwicherie.

◆ Pour vos salades, demandez à faire vous-même votre vinaigrette à base d'huile d'olive et de vinaigre. Préférez la mayonnaise confectionnée avec de l'huile de colza (oméga-3) ou d'olive (mono-insaturés) et évitez celle à base d'huile de tournesol, trop riche en oméga-6.

◆ En plat, changez vos habitudes alimentaires en remplaçant votre traditionnel steak de bœuf par un steak de thon, du poisson à la plancha ou encore du saumon sauce vierge. Et au restaurant chinois, pensez aux préparations à base de crevettes qui viendront avantageusement remplacer celles à base de porc ou de bœuf.

N'ayez plus peur des avocats, noix, noisettes, amandes... : souvent déconseillés parce que trop gras, ils fournissent en réalité des graisses de bonne qualité.

Conseil N°6
Diminuer les frites, les grillades, les sodas et les charcuteries pour moins s'intoxiquer

- Pour diminuer votre risque de maladies cardiovasculaires
- Pour garder vos reins en bonne santé
- Pour diminuer votre risque de cancer

ÉVITER LES COMPOSÉS TOXIQUES GÉNÉRÉS PAR LES CUISSONS

L'alimentation peut être une source de substances potentiellement toxiques. Quand un aliment est cuit à haute température (grillade, barbecue, friture...), en effet, de nombreux composés nocifs apparaissent :

◆ Les **amines hétérocycliques aromatiques** (AHA) sont générées à partir des protéines des viandes ou du poisson, par exemple lors des cuissons au four. Ces composés qui deviennent toxiques après leur passage dans le sang puis dans le foie, expliqueraient que les gros mangeurs de viande ont davantage de cancer du côlon.

◆ Les **hydrocarbures aromatiques polycycliques** (HAP) sont formés lors de la cuisson de la viande à haute température, sur un barbecue par exemple, mais aussi lors du fumage (saumon fumé, jambon

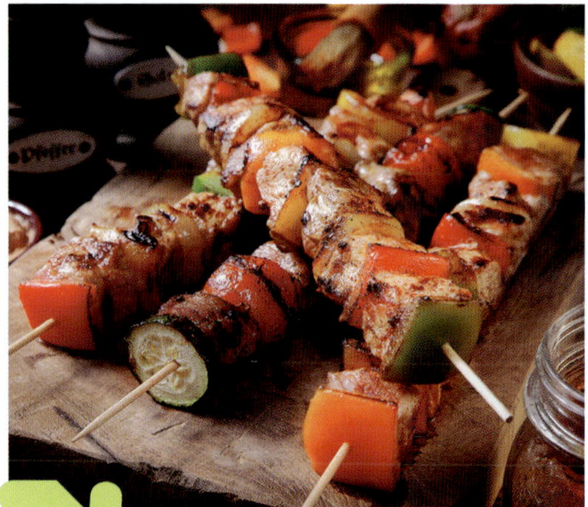

Une consommation trop fréquente de grillades augmenterait le risque de cancer

fumé). Ces composés trouvés aussi dans la fumée de cigarette sont considérés comme cancérogènes.

- Les **produits de glycation avancée** (AGE) se forment entre les sucres (glucides) et des portions de protéines et de graisse. Cette réaction est à l'origine de la croûte dorée du pain, des gratins, du bacon, bref de ce qui rend ces aliments si appétissants ! Problème : les AGE accélèrent le vieillissement et augmentent le risque de certaines maladies (diabète notamment).
- L'**acrylamide** apparaît dans les aliments riches en amidon, comme la pomme de terre, quand ils sont chauffés à très haute température, notamment dans un bain de friture (frites, nuggets, poisson pané). Il est accusé d'avoir des effets cancérogènes et neurotoxiques.

ÉVITER LES ALIMENTS CONTENANT DES ADDITIFS À BASE DE PHOSPHATE

Le phosphore est l'un des minéraux les plus abondants dans le corps humain, notamment parce qu'il entre dans la composition des os et des dents. Il est utilisé par l'organisme pour réguler le pH du sang. Les apports conseillés sont de l'ordre de 0,55 g pour les adultes des deux sexes. Mais l'alimentation en apporte infiniment plus : dans les années 1970, on consommait en moyenne entre 0,5 et 0,9 g de phosphore chaque jour. Aujourd'hui, c'est plus de 1,2 g pour les femmes et plus de 1,5 g pour les hommes. La principale raison de cette augmentation, c'est l'avalanche d'additifs à base de phosphate dans les aliments transformés !

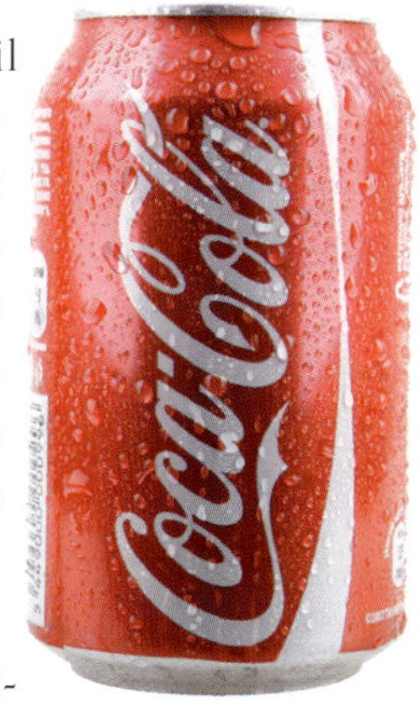

Le problème c'est que, chez l'adulte, le phosphore consommé en excès est lié à une mortalité plus élevée, aussi bien chez les personnes souffrant d'insuffisance rénale que chez celles en bonne santé.

GARE AUX PHOSPHATES !

ALIMENTS	TENEUR EN PHOSPHATES (EN MG)
Nuggets (100 g) 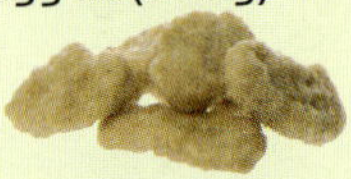	225
Hamburgers (300 g) 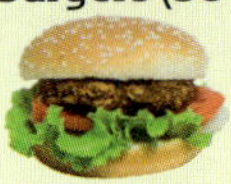	350
Fromage fondu industriel (50 g) 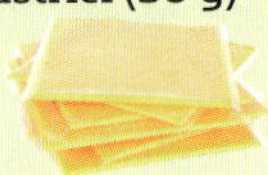	350 à 500
Pizza (une part de 150 g) 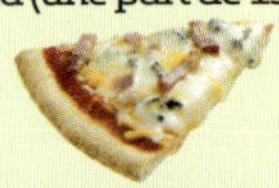	420
Saucisse (150 g) 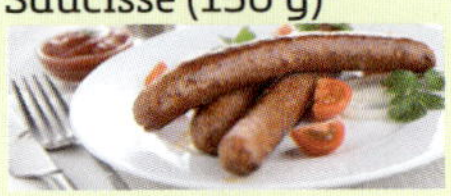	200 à 300
Soda au cola (une canette) 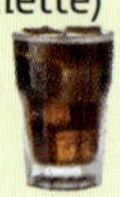	200 à 300

Les sources principales de phosphate sont les sodas, les fromages, les charcuteries et les produits de boulangeries. Ce phosphate dit inorganique est utilisé par les industriels comme stabilisant, agent de texture, etc. Un régime alimentaire riche en produits industriels et en laitages peut ainsi conduire à absorber plus de 2 g par jour de phosphore, soit 3 à 4 fois les apports conseillés !

EN PRATIQUE

- Favorisez les plats préparés avec des cuissons douces : poissons en papillote, légumes vapeur, viande en ragout ou à l'étouffée.
- Évitez de consommer trop souvent des grillades, frites, et autres viennoiseries ainsi que les viandes et les poissons fumés (voir pyramide page 46 pour les fréquences).
- Limitez votre consommation de fromage, de charcuteries et de sodas, notamment les boissons à base de cola, qui sont très riches en phosphates.

Conseil N°7
Repérer les « saboteurs » dans son entourage

Pour éviter que votre santé et votre poids ne payent l'addition

Notre entourage influence notre consommation alimentaire. Tellement impliqués dans la relation, nous ne nous faisons plus attention à ce que nous mangeons. Les études montrent qu'en moyenne, si on est en compagnie d'une personne, on mange un tiers de plus (35 %) par rapport à un repas pris seul. Et à partir de sept convives, on mange presque deux fois plus ! Comment expliquer ce phénomène ?

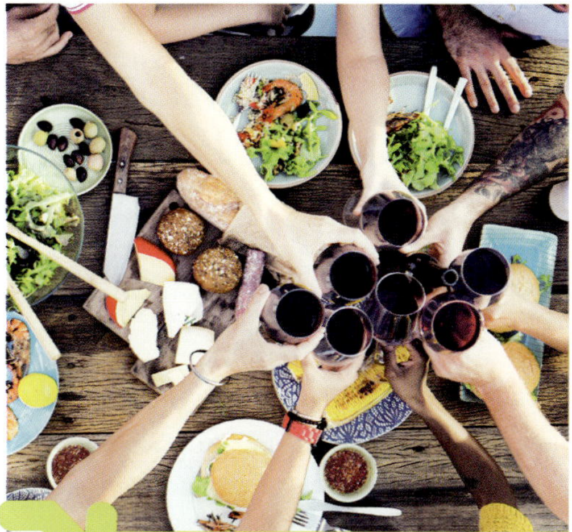

On a tendance à manger davantage quand on est en groupe

L'ENFER, C'EST PARFOIS LES AUTRES...

En groupe, on reste à table plus longtemps. On a également tendance à caler son rythme alimentaire et les quantités de nourriture avalées sur ceux des autres convives. On oublie de surveiller ce qui se passe dans son assiette et on a tendance à ne plus faire attention à ce que l'on mange, ou encore à aller dans le sens des autres convives. Par exemple, on commandera un dessert parce que les autres en commandent un alors même que, seul à table, on ne l'aurait pas fait. Ce processus d'identification au groupe pousse à se référer à une norme et à faire des choix qui ne sont malheureusement pas toujours en accord avec sa santé.

EN PRATIQUE

◆ Si vous sortez manger en groupe, déjeunez plutôt avec les amateurs de régimes ou les personnes sensibilisées aux bienfaits de l'équilibre alimentaire, plutôt qu'avec des fans de pizza !

◆ Si vous n'avez pas le choix de vos convives, essayez de commencer à manger en dernier. Asseyez-vous à côté de la personne qui mange le plus lentement et calez-vous sur son rythme, en posant votre fourchette après chaque bouchée.

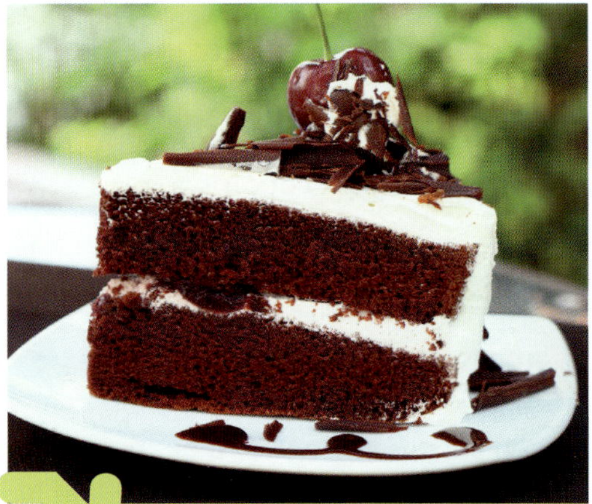

La consommation d'aliments sucrés est souvent liée à l'état émotionnel

Conseil N°8 Identifier ses plus mauvaises habitudes alimentaires pour les modifier

Pour manger mieux et moins

Nous sommes tous enclins à reproduire des comportements alimentaires parfois néfastes à notre santé, et à créer nos propres mauvais scénarios alimentaires, souvent directement liés à notre état émotionnel du moment : déjeuner à notre bureau tout en terminant un dossier parce que l'on ne veut pas être pris de court, commencer systématiquement par une boisson alcoolisée quand on déjeune avec notre collègue pour se détendre, vider la panière en attendant d'être servi au restaurant parce qu'on s'impatiente, terminer toujours son repas par un tiramisu à la brasserie pour se réconforter d'une matinée de travail compliquée, se rendre systématiquement dans la même sandwicherie parce qu'elle est proche et que l'on sait ce que l'on va y trouver...

Pour reprendre le contrôle de votre alimentation, il est fondamental d'identifier ces comportements récurrents et néfastes, puis de tenter de les modifier progressivement, l'objectif étant d'en tirer un bénéfice pour votre ligne et/ou votre santé.

EN PRATIQUE

◆ Identifiez les aliments « plaisir » ou « réconfort » que vous prenez systématiquement en cas d'émotions perturbantes, puis essayez progressivement de les modifier. Par exemple, si votre dessert « réconfort » à la cafétéria est le tiramisu, essayez, au prochain coup de stress, de le remplacer par un dessert aux fruits. Votre aliment « réconfort » va progressivement devenir ce dessert bien moins calorique.

◆ Évitez de déjeuner en faisant autre chose : en travaillant, en téléphonant, en lisant... Ce sont des habitudes qui poussent à engloutir à toute vitesse votre sandwich et votre flan à la noix de coco, sans prêter attention aux signaux de satiété qui vous auraient peut-être indiqué que vous n'aviez pas besoin de tout manger. Essayez de rester toujours concentré sur ce que vous mangez, de prendre votre repas « en conscience ».

◆ N'hésitez pas à « changer de crèmerie » si le restaurant dans lequel vous avez vos habitudes ne propose que rarement des légumes ou des produits frais... Faire 200 mètres de plus pour aller déjeuner dans un restaurant proposant des plats plus équilibrés peut parfois être salutaire.

◆ L'ambiance d'un restaurant peut influencer aussi notre consommation alimentaire. Le bruit, les couleurs vives, contrastées et électriques (comme dans certains fast-foods par exemple) poussent à manger plus vite et donc plus que d'habitude. Sélectionnez les ambiances calmes, avec un niveau sonore propice à la décontraction.

La pyramide alimentaire du restaurant

◆ Voici représentées ici les fréquences de consommation recommandées des principaux plats proposés dans les restaurants.
À la base, les plats de végétaux et les protéines de qualité : à privilégier au quotidien.
Au sommet, les aliments riches en mauvaises graisses, sucre, sel et les fritures : à limiter.
Entre les deux : les plats à consommer entre 1 et 5 fois par semaine.

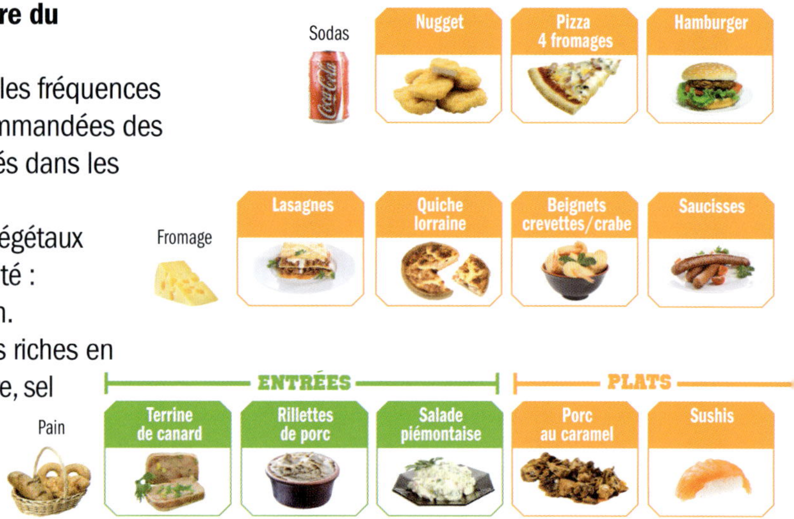

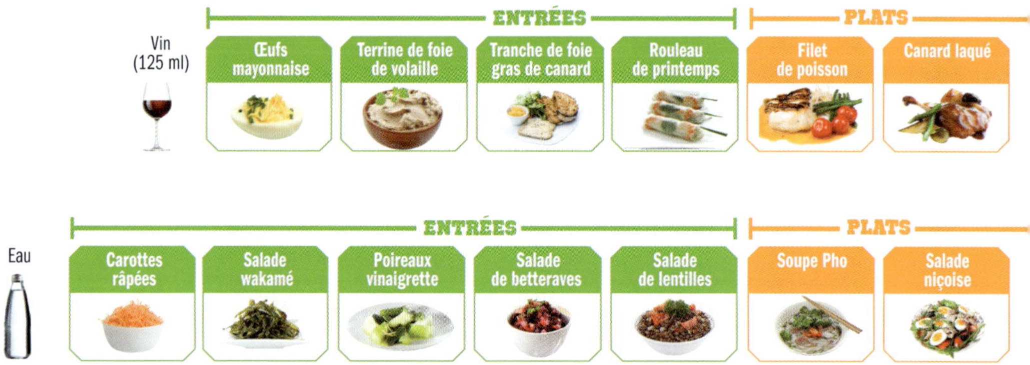

Le moins possible

- Frites 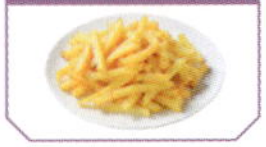
- Fondant chocolat 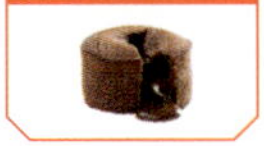
- Tiramisu 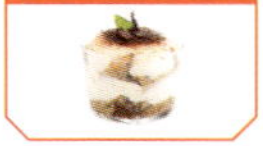

1 fois par semaine ou de temps en temps

- Crêpe aux champignons 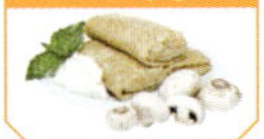
- Croque-monsieur 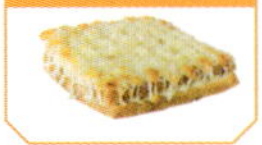
- Sandwich rosette-beurre 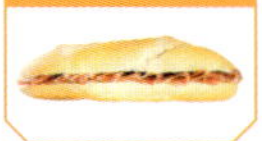
- Glace 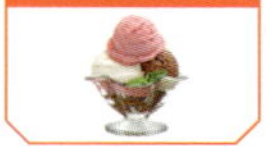

2 à 3 fois par semaine ou parfois

PLATS
- Poisson pané 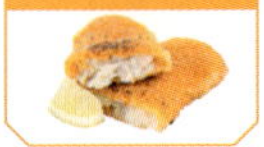
- Escalope de veau milanaise 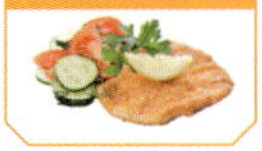

ACCOMPAGNEMENTS
- Pâtes 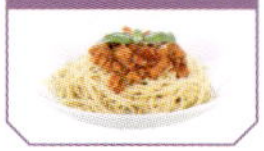
- Purée 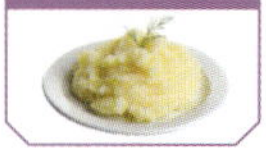

DESSERTS
- Tarte aux pommes 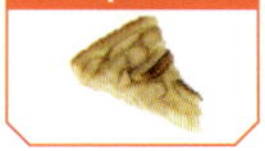

3 à 5 fois par sem. : souvent

PLATS
- Escalope de volaille à la crème 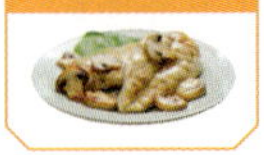
- Poulet rôti 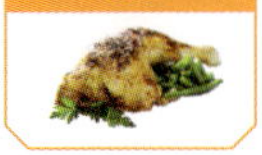
- Pavé de saumon 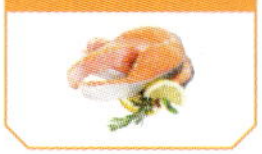

ACCOMPAGNEMENTS
- Nouilles aux légumes 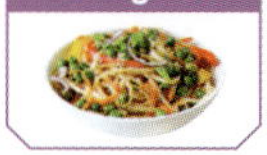
- Gratin de courgettes 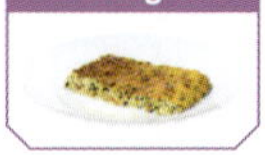

DESSERTS
- Fromage blanc coulis fruits rouges 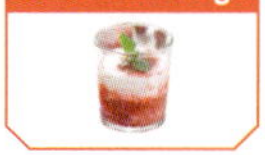

À volonté ou quand vous voulez

PLATS
- Salade océane 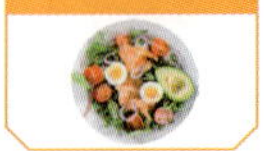

ACCOMPAGNEMENTS
- Épinards 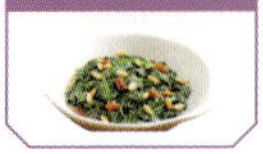
- Courgettes poêlées 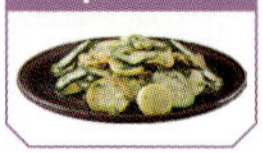
- Haricots verts 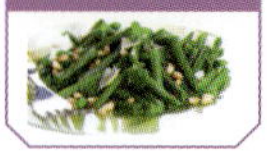
- Ratatouille 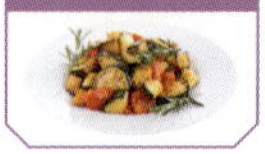
- Légumes sautés au wok 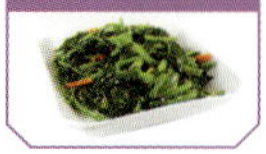

DESSERTS
- Salade de fruits frais 

Steak frites, magret ou blanquette ?

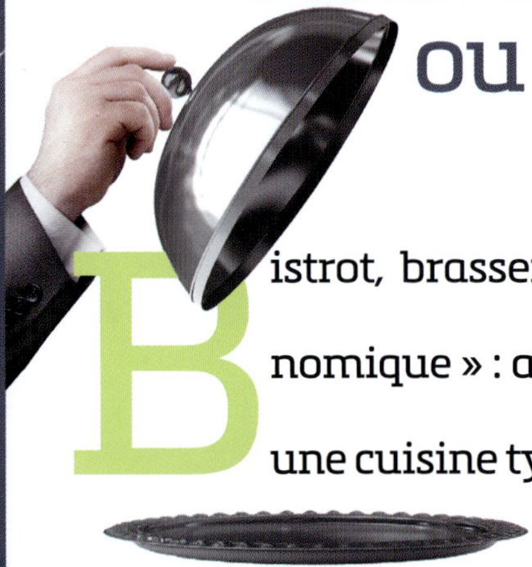

Bistrot, brasserie, restaurant gastronomique ou « bistronomique » : autant d'établissements où l'on peut manger une cuisine typiquement française adaptée à son budget.

◆◆◆ Traditionnellement, bistrots et brasseries sont des débits de boisson dans lesquels est proposé un choix restreint de plats simples, rapidement préparés. Ce sont des restaurants à formule proposant une cuisine à la fois traditionnelle et inventive, parfois proche de celle proposée dans les restaurants gastronomiques, mais à des prix abordables : tartare de bœuf, soupe à l'oignon, sole meunière, onglet de bœuf aux échalotes, tripes, quiches, magret, tartes... La différence entre les bistrots, les brasseries et les restaurants repose finalement surtout sur des critères subjectifs : décoration, ambiance...

En allant déjeuner dans un bistrot, une brasserie ou un restaurant traditionnel, on s'attend à trouver des plats cuisinés sur place, à partir de produits frais. Malheureusement, pour diminuer leurs dépenses et gagner du temps, les restaurateurs ont de plus en plus souvent recours à des plats industriels tout prêts congelés ou sous vide ou à des ingrédients déjà cuisinés (lire encadré page 53).

Comment reconnaître un bon restaurant

- **À sa propreté :** inspectez celle de la façade extérieure. Elle présage souvent de la propreté de l'établissement en général, et par conséquent, de l'hygiène en cuisine.

- **À sa fréquentation :** mieux vaut choisir un restaurant où il y a du monde. S'il y a de l'attente alors que le restaurant n'est pas situé dans un quartier touristique, c'est plutôt bon signe. L'absence de touristes est un autre indice encourageant.

- **À la présence du label « fait maison » :** mis en place en France en 2014, c'est un sigle officiel qui permet de distinguer un plat « fait maison » d'un plat industriel déjà préparé, simplement réchauffé en cuisine. Il concerne les plats entièrement cuisinés sur place à partir de produits crus, c'est-à-dire non cuits ou non dénaturés par quelque procédé que ce

Allergies : une information a minima

L'obligation, instaurée depuis 2006, de signaler la présence de 14 ingrédients allergènes majeurs dans les produits industriels a été étendue aux restaurateurs en décembre 2014. Au début, la loi prévoyait d'indiquer cette information directement sur la carte, pour chaque plat proposé. Mais jugée bien trop anxiogène pour les clients, cette mesure a été assouplie et, désormais, la seule obligation est de tenir à jour un document sur la présence éventuelle d'allergènes dans leurs plats, et d'en informer le consommateur.

soit. Fini les plats contenant des petits pois surgelés, de la pâte feuilletée toute prête ou des filets de poisson surgelé ! Seuls les pâtes, le pain et les fromages pourront intégrer la composition d'un plat « fait maison ».

- **À l'« évolutivité » de la carte :** mieux vaut privilégier les restaurants ayant une carte qui change régulièrement (pour s'assurer de la saisonnalité des ingrédients) et qui comporte des plats du jour variant d'un jour à l'autre. Privilégiez un restaurant avec une carte écrite sur ardoise plutôt qu'avec une carte plastifiée, jaunie par le temps ou, pire, comportant les photos des plats, signe que la carte ne change jamais au cours de l'année.

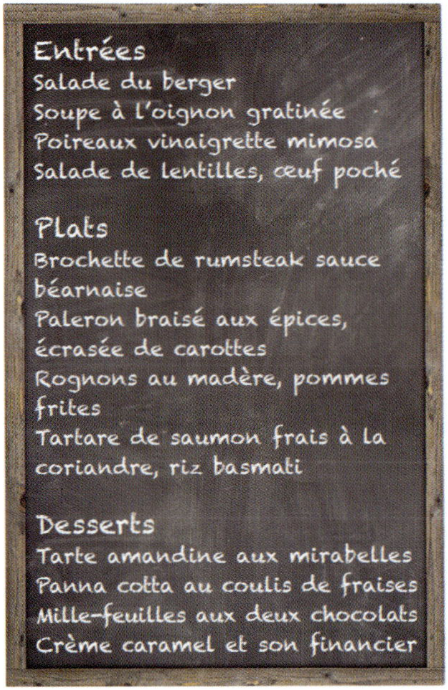
Entrées
Salade du berger
Soupe à l'oignon gratinée
Poireaux vinaigrette mimosa
Salade de lentilles, œuf poché
Plats
Brochette de rumsteak sauce béarnaise
Paleron braisé aux épices, écrasée de carottes
Rognons au madère, pommes frites
Tartare de saumon frais à la coriandre, riz basmati
Desserts
Tarte amandine aux mirabelles
Panna cotta au coulis de fraises
Mille-feuilles aux deux chocolats
Crème caramel et son financier

- **Au nombre limité de plats :** si le restaurant est petit, la carte ne doit pas être trop fournie : 3 ou 4 propositions d'entrées, de plats, de desserts, et un seul menu du jour sont le signe que probablement, tout est frais.

- **À la cohérence de la carte :** si le restaurant propose à la fois des plats traditionnels, des plats italiens, des crêpes salées et de la cuisine exotique, il est très probable que tout n'a pas été préparé maison… ni le jour même !

- **À la dénomination :** méfiez-vous des plats à la mode et aux noms enjoliveurs. C'est souvent une stratégie pour vous pousser à la consommation. Une appellation alléchante, attrayante, incite davantage à commander un plat qui pourra être vendu jusqu'à 30 % de plus que le même plat au nom simple, et ce, sans que le consommateur ne tique ! Les noms dithyrambiques nous inciteraient même à juger un plat plus savoureux. C'est ainsi qu'un « suprême de poulet » nous paraît bien meilleur qu'un simple « poulet rôti ». Un plat attire aussi davantage s'il est écrit en gras, s'il est surligné ou s'il est encadré sur la carte. Mais dans la plupart des cas, ce sont les plats les moins sains du menu...

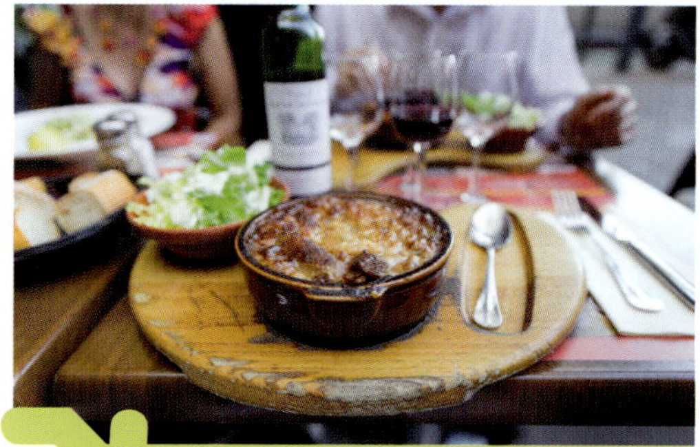

Gratinée d'amandine nouvelle à l'emmental et sa batavia croquante ou Gratin de pomme de terre/salade ? Même plat mais pas le même charme

À l'origine de la viande : la mention de l'origine des viandes est obligatoire depuis 2002. Au moins pour des raisons écologiques, préférez la viande « origine France » qui signifie que l'animal est né, a été élevé puis abattu en France. S'il est seulement indiqué « Abattu : France » c'est que l'animal a été élevé dans un autre pays mais abattu en France, et donc qu'il a voyagé. Si le terme France n'apparaît pas, c'est que l'animal est né, a été élevé puis abattu en dehors de France, puis que sa viande a été importée. N'hésitez pas à demander de quelle race est issue la viande : limousine, charolaise, Aubrac...

À la qualité de certains aliments clefs : tels que le pain (s'il ne s'agit pas de baguette blanche, c'est une bonne indication du soin que met l'établissement à satisfaire ses clients) ou la salade (la salade iceberg ou la laitue ne sont pas de très bons signes de qualité globale).

Les 13 commandements pour composer son repas

(Attention trois messages subliminaux se sont glissés dans cette liste !)

1 **Renoncez à la trilogie entrée + plat + fromage/dessert,** souvent trop calorique si vous n'avez pas un métier ou une activité physiques. Suivez la règle du « deux choix seulement » : en plus du plat de résistance, SOIT une boisson, SOIT une entrée (l'idéal, si votre choix se porte sur une entrée à base de végétaux), SOIT un dessert.

2 **Basez prioritairement votre déjeuner sur les légumes** (attention les pommes de terre n'en font pas partie !) et les protéines.

3 **Profitez de vos déjeuners pris à l'extérieur** pour augmenter votre consommation de poissons qui fournissent les précieux oméga-3. Choisir du poisson est aussi un bon moyen de limiter les calories car il est souvent servi en portions plus petites que la viande (certains établissements proposent des côtes de bœuf entières de 400 g, c'est trop !).

Pensez toujours « légumes »

4 **Rappelez-vous que les féculents à midi (pâtes, riz, semoule...) ne sont pas un passage obligé.** Changez votre manière d'aborder votre déjeuner en vous demandant « quels légumes vais-je manger ce midi ? ».

5 **Ne choisissez qu'un seul plat/accompagnement** à dominante glucidique pour limiter la charge glycémique de l'ensemble du repas. Par exemple, un taboulé en entrée, suivi d'une escalope de veau/spaghettis n'est pas vraiment le top au plan nutritionnel... Et pourquoi pas un gâteau de riz en dessert, tant que vous y êtes !

6 **Osez demander la composition d'un plat,** d'une sauce... (de nombreux intolérants et allergiques le font, pourquoi pas vous ?)

ATTENTION, PLATS INDUSTRIELS !

Recette du Bourguignon maison :

- 800 g de bœuf,
- 4 oignons,
- 4 carottes,
- 1 L de vin rouge,
- 100 g de beurre,
- bouquet garni,
- sel,
- poivre

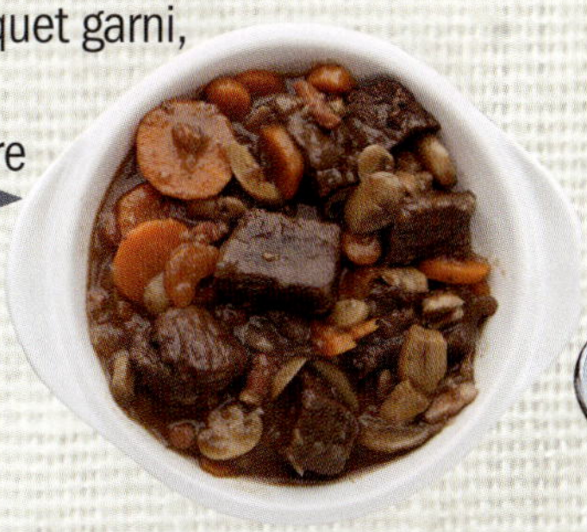

Composition du Bourguignon industriel :

- pommes de terre, carottes, conservateurs, viande en salaison (sel, stabilisants : E451, E452), eau, vin rouge, amidon transformé, concentré de tomate, échalotes, arômes, farine de blé, sang de porc, sel, huile de colza, ail, gomme guar, colorant, E150a, thym, exhausteur de goût : E631.

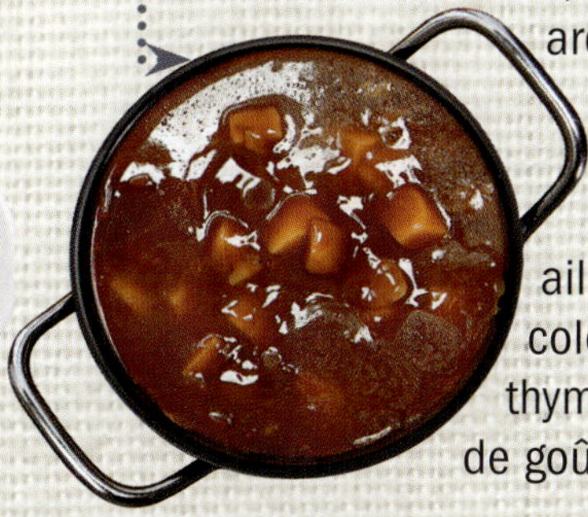

Les plats industriels les plus fréquents au restaurant

- Les grands classiques des plats en sauce : blanquette de veau, coq au vin, bœuf bourguignon, cassoulet, civet…
- Certaines viandes cuisinées comme la souris d'agneau confite ou le magret de canard…
- Les plats exotiques comme les tajines ou les curry
- Les plats de pâtes fraîches…
- Certains desserts : tartes aux fruits, crèmes brûlées et fondants au chocolat.

Pensez toujours « légumes »

7 Osez demander à modifier l'accompagnement d'un plat. Pourquoi ne pas faire aujourd'hui convoler votre sempiternel steak avec un gratin de courgettes ou une ratatouille, plutôt qu'avec des frites ? Ou remplacer la grosse plâtrée de pâtes par une bonne portion de légumes ou de crudités ? Si la négociation s'avère compliquée, demandez un supplément (de salade par exemple !).

Attention : il est souvent préférable de faire préciser quels sont les légumes proposés en accompagnement. Et ce, pour s'assurer qu'après avoir commandé des légumes, ce ne soit pas des lentilles ou des pommes de terre qui arrivent dans votre assiette. Eh oui, certains serveurs classent encore légumineuses et tubercules dans le groupe des légumes !

8 Osez demander s'il est possible de modifier une sauce un peu trop chargée en crème, en fromage ou en beurre, ou d'avoir la sauce servie à part (pour mieux en contrôler les quantités).

Pensez toujours « légumes »

9 Osez demander à avoir « s'il vous plaît, une portion plus petite de... » pâtes, de frites ou de purée, surtout si vous savez que cet établissement est plutôt généreux sur les portions de féculents.

10 Équilibrez votre menu pour mieux gérer vos envies. Le fondant au chocolat de la carte des desserts vous fait de l'œil ? Vous pouvez (exceptionnellement !) craquer mais à une condition : choisissez des haricots verts, tomates provençales, ratatouille... en accompagnement ou une salade composée à base de crudités en plat principal, vous vous sentirez bien mieux à la fin de votre repas. Idem si vous lorgnez le plat du jour et son gratin dauphinois sur la table d'à côté : poireaux vinaigrette ou salade de crudités en entrée (l'entrée est une bonne manière d'apporter des légumes à votre repas).

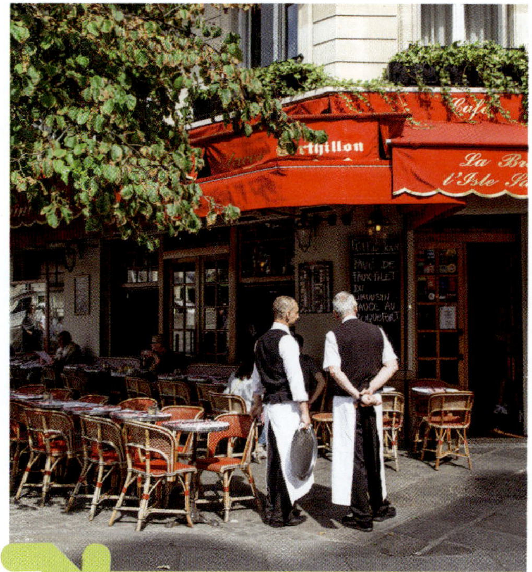

N'hésitez pas à demander au serveur la composition d'un plat ni à demander à ce qu'il soit modifié

11 Osez partager ! Les plats de résistance servis au restaurant sont souvent copieux. Si vous êtes deux, vous pouvez par exemple prendre une entrée chacun et partager un plat.

12 Méprisez cette panière nonchalamment posée sur votre table. Généralement, le pain blanc des restaurants a un index glycémique (IG) élevé (lire page 24) : il perturbe votre glycémie et vous fait prendre du poids. Si vous êtes amateur de pain, et avez du mal à contrôler votre consommation, demandez au serveur dès la commande de ne pas vous apporter de pain, ou rendez-lui la panière quand il vous la propose, ou encore déplacez-la à distance de votre champ de vision, à l'autre bout de la table. Les études montrent que plus un aliment « tentant » est proche des yeux, plus on a tendance à en manger.

13 Si vous optez pour un dessert, privilégiez autant que possible ceux à base de fruits frais, comme les salades de fruits. Mais si vous avez vraiment envie d'une douceur, vérifiez d'abord si quelqu'un pourrait la partager avec vous. Gardez à l'esprit que le meilleur dans le dessert, c'est souvent les deux premières bouchées.

LES CLASSIQUES DU BISTROT À LA LOUPE

Croque-monsieur

◆ Du pain de mie, de l'épaule, de l'emmental et de la sauce béchamel. Rien de dramatique dans ce plat souvent industriel et réchauffé, mais rien non plus de très intéressant nutritionnellement. Très riche en glucides donc à éviter si vous mangez souvent des pâtes et du riz.

Cal : 585 • Prot : 29 g
Lip : 29.6 g • Glu : 51 g

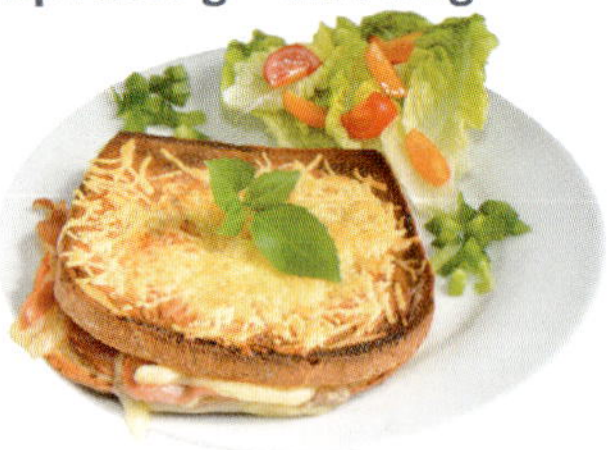

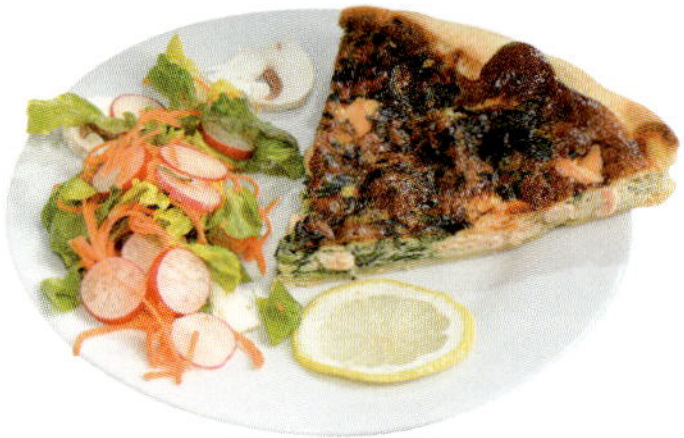

Tarte saumon-épinards

◆ Par rapport à la quiche lorraine : moins de graisses saturées, plus de bonnes graisses oméga-3 grâce au saumon et quelques épinards qui fournissent quelques fibres et antioxydants. Résultat : un plat plus léger, plus complet et plus rassasiant qui, s'il est fait maison, sera aussi moins salé.

Cal : 460 • Prot : 19.6 g
Lip : 33.2 g • Glu : 21.6 g

Tortilla (omelette pomme de terre)

◆ Si c'est fait maison, on y trouve seulement de l'œuf, des pommes de terre et des oignons, ce qui en fait un bon produit. Si c'est industriel en revanche, il risque d'y avoir en plus des conservateurs et des épaississants. Osez demander l'origine et la composition !

Cal : 210 • Prot : 9.7 g
Lip : 10.6 g • Glu : 19 g

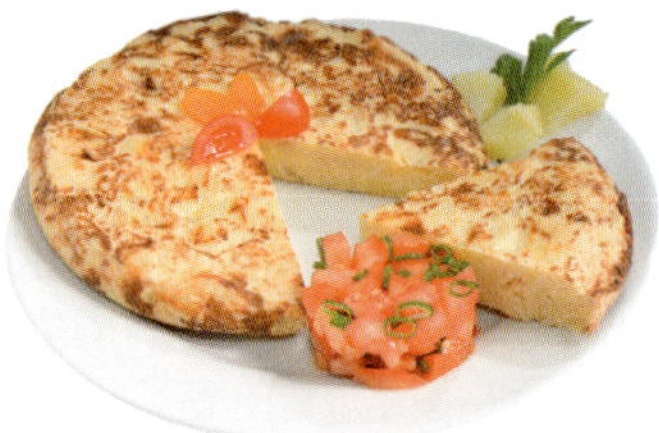

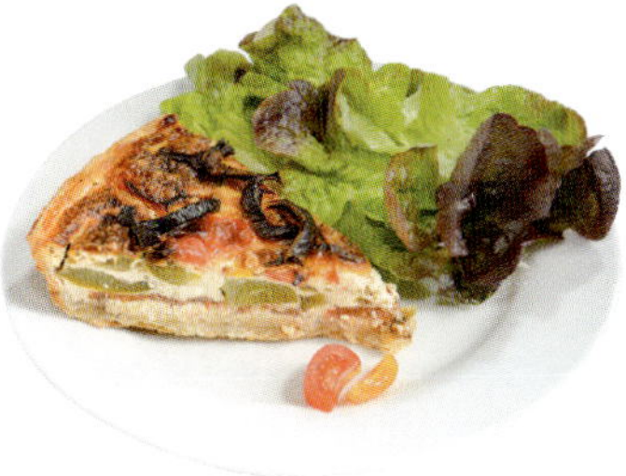

Tarte aux légumes à la provençale

◆ Une tarte à base de poivron, de courgette, d'aubergine, d'œuf et de crème fraîche. Un plat nourrissant sans être trop calorique, et qui n'affectera pas votre poids.
Une manière originale de manger des légumes ! Parfait pour un repas léger.

Cal : 410 • Prot : 11.6 g
Lip : 20 g • Glu : 45.6 g

Quiche lorraine

◆ Lardons, œufs, emmental, crème fraîche, le tout sur une pâte brisée au beurre. Un plat riche en graisses saturées et souvent aussi en sel. À commander de temps en temps, si vous avez vraiment faim, accompagné d'une salade de crudités qui palliera le manque de fibres, vitamines et minéraux.

Cal : 530 • Prot : 19 g
Lip : 35.2 g • Glu : 35 g

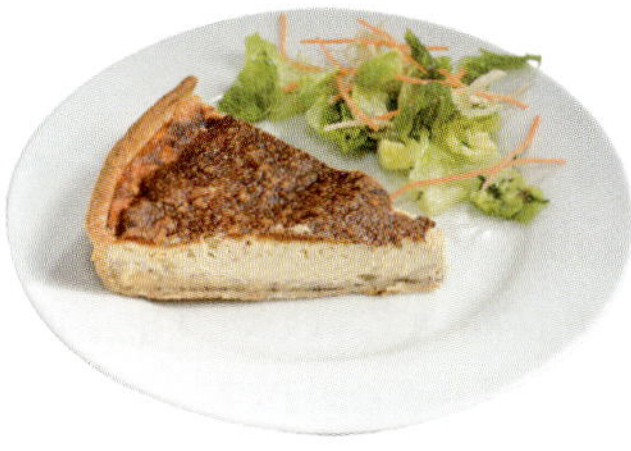

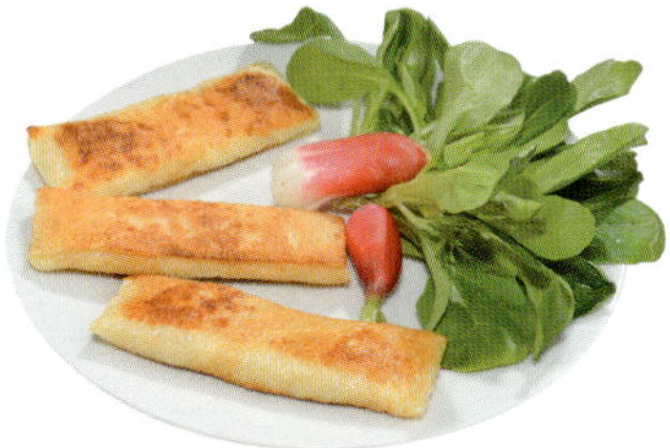

Crêpe aux champignons

◆ Beaucoup de glucides à cause de la béchamel et de la pâte à crêpe + du lait, des œufs, parfois du jambon et quelques champignons (qui se battent en duel quand c'est industriel !). Pas très intéressant globalement. OK si vous optez en même temps pour une belle salade de crudités.

Cal : 340 • Prot : 12 g
Lip : 14 g • Glu : 42 g

LES SALADES REPAS

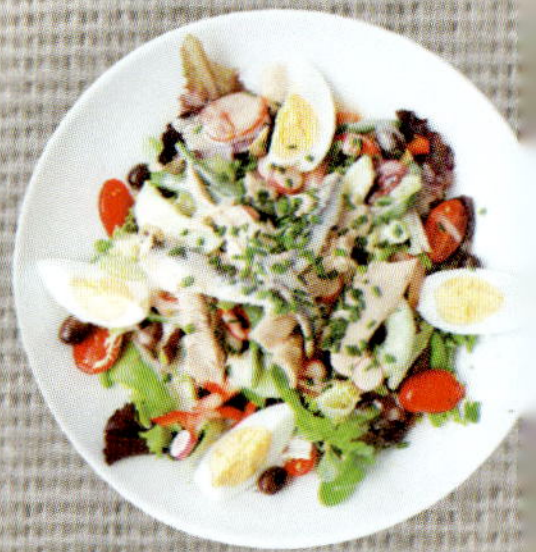

Salade niçoise : Un classique de la cuisine méditerranéenne : la juste dose de protéines (œufs), des oméga-3 (anchois), des vitamines, des fibres, des minéraux, des antioxydants (tomate, oignons, herbes...), des bonnes graisses (huile d'olive). Idéale ! Attention, la vraie ne contient pas de pomme de terre.

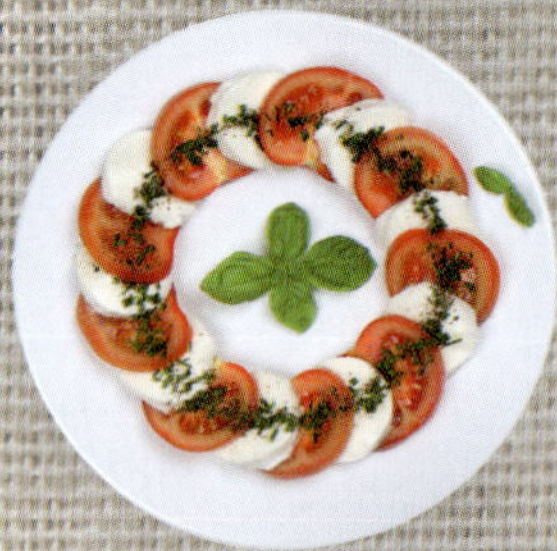

Tomate basilic mozzarella : Des produits frais et simples, une charge calorique très raisonnable pour une salade à privilégier si on veut un repas léger. Une bonne huile (olive). L'absence de féculent est un plus si vous cherchez à perdre du poids.

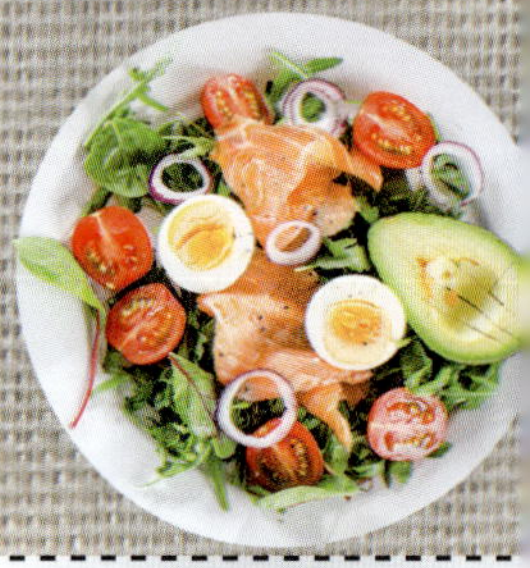

Salade océane ou norvégienne : Beaucoup de protéines (poisson), relativement peu de calories, des graisses de qualité (oméga-3 du saumon et mono-insaturées de l'avocat), des fibres, vitamines minéraux. Une salade intéressante si on veut un repas à la fois léger et qui aide à résister aux fringales de l'après-midi.

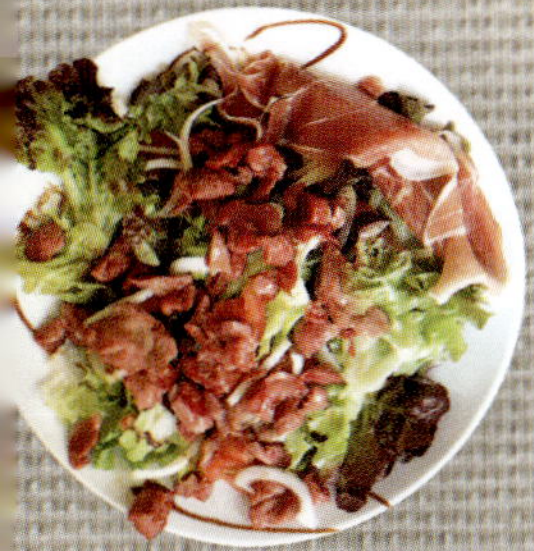

Salade périgourdine ou landaise : Une salade savoureuse que vous pourrez déguster sans complexe : gésiers, magret et foie gras sont certes riches en graisses mais de la même famille que l'huile d'olive donc bénéfiques. Refusez les pommes de terre et le jambon cru trop salé.

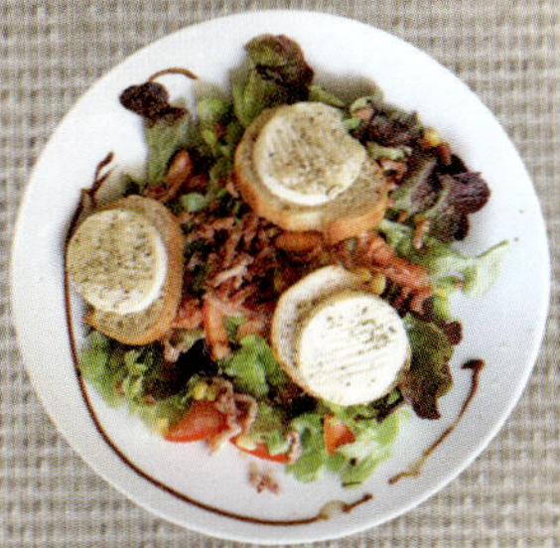

Salade chèvre chaud : Une salade très simple. Le fromage de chèvre est recommandé dans le cadre d'une alimentation méditerranéenne. Les noix apportent des oméga-3, de la vitamine E et des antioxydants bénéfiques contre le cancer. Pas mal !

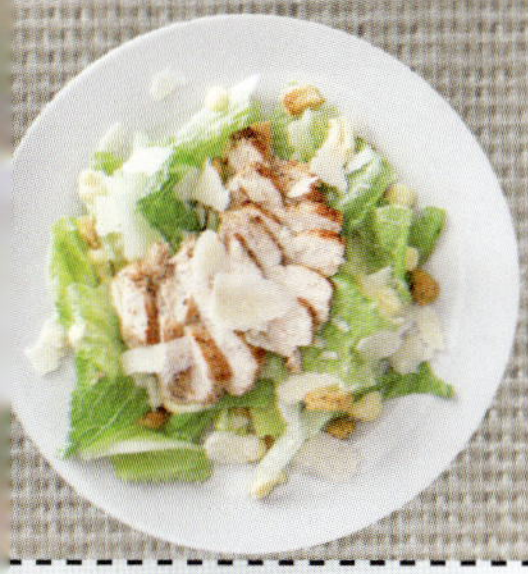

Salade César : OK pour la salade verte et les protéines de bonne qualité mais attention : le poulet et les œufs sont parfois panés industriellement et frits, ce qui charge cette salade déjà riche en graisse. À la fameuse sauce César ultra-calorique, préférez une vinaigrette à l'huile d'olive.

LES SALADES DE FÉCULENTS

Harengs pommes à l'huile

◆ Une bonne dose de protéines de qualité (qui renforcent la satiété), des oméga-3 du hareng et un index glycémique modéré. Une entrée pas trop calorique. Seule ombre au tableau : le hareng très salé qui charge l'addition en sel du plat (2 g par portion, c'est beaucoup !)

Cal : 220 • Prot : 13.5 g
Glu : 10.8 g • Lip : 13.5 g

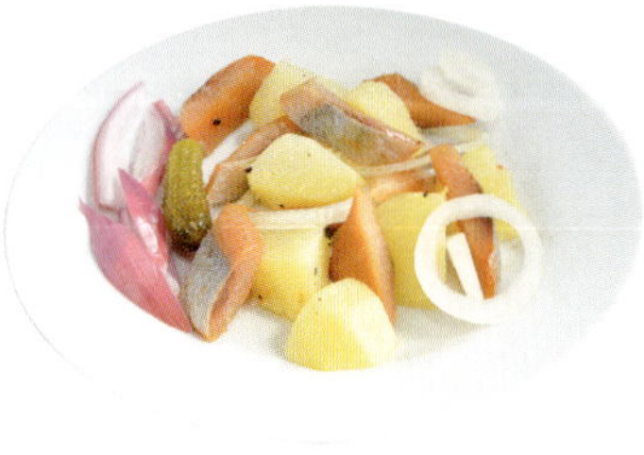

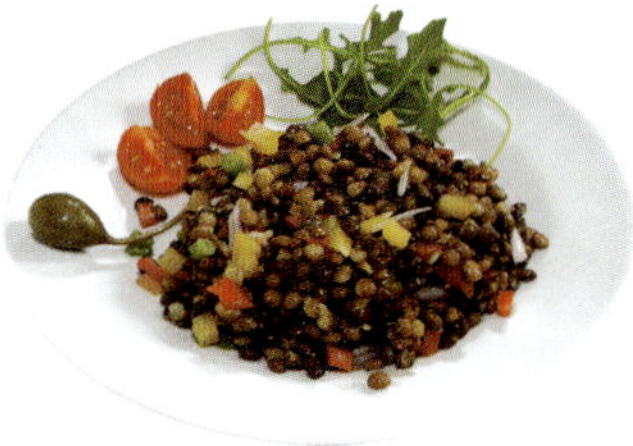

Salade de lentilles

◆ Des protéines végétales, du fer, des fibres (5 g par portion), peu d'effet sur votre sucre sanguin (IG bas). Une entrée saine, simple et surtout rassasiante qui vous permettra de mieux contrôler vos envies de frites ou de dessert dans la suite du repas ! Une bonne entrée.

Cal : 194 • Prot : 12 g
Glu : 19.5 g • Lip : 7.5 g

Salade de pois chiches à l'orientale

◆ Le pois chiche contient des fibres bénéfiques pour la santé intestinale et il est riche en protéines végétales, vitamines et en minéraux, tout en étant pauvre en matières grasses. Avec quelques tomates, oignons et poivrons, vous aurez un plat bien équilibré.

Cal : 142 • Prot : 6 g
Glu : 16 g • Lip : 6 g

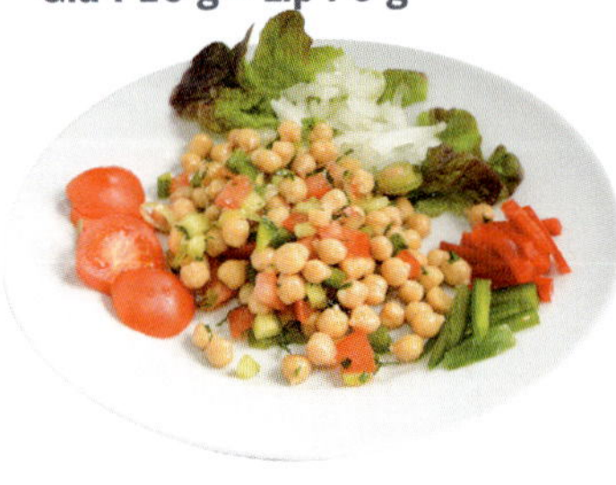

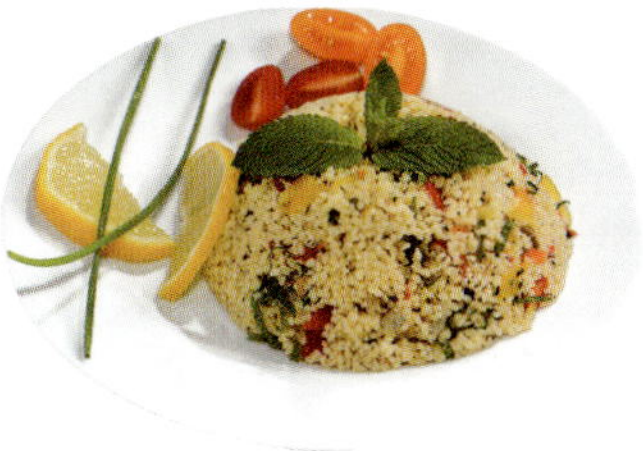

Taboulé

◆ Beaucoup de glucides (une petite portion de 125 g apporte l'équivalent de 6 morceaux de sucre sans compter les raisins !) qui confèrent une charge glycémique importante au plat. Le taboulé libanais, plus riche en légumes, est nettement plus intéressant.

Cal : 253 • Prot : 6.8 g
Glu : 34.5 g • Lip : 9.8 g

Salade piémontaise

◆ Certes peu de crudités mais des oméga-3 (huile de colza, mayo), des protéines de qualité (œufs et jambon) des glucides à IG modéré (patate froide). Si c'est industriel, la sauce risque de comporter glucose, amidon transformé, conservateurs, épaississants...

Cal : 190 • Prot : 5.2 g
Glu : 12 g • Lip : 13.5 g

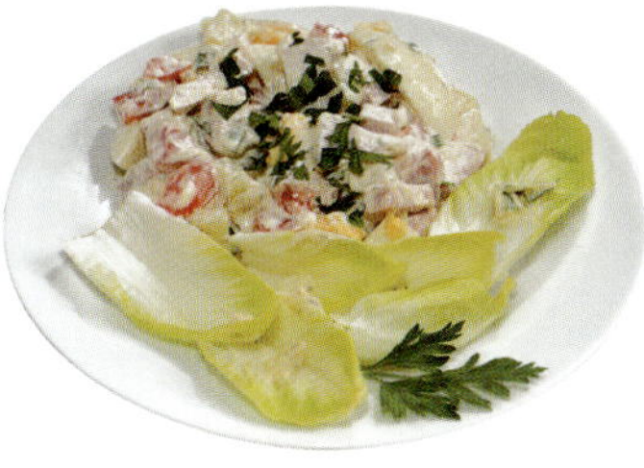

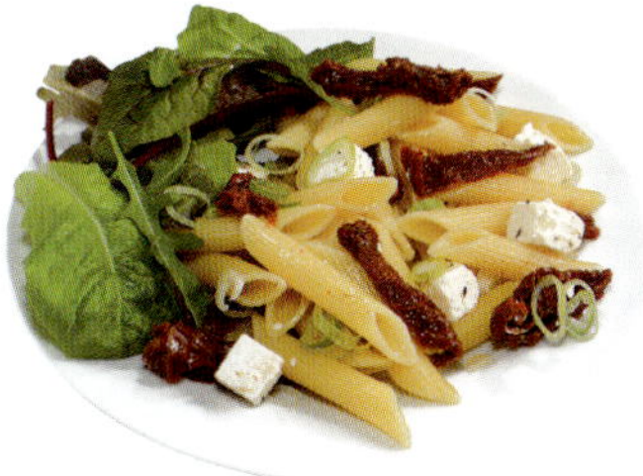

Salade de pâtes

◆ Des pennes, du fromage de brebis, des tomates, du basilic et de l'huile d'olive pour un plat typiquement méditerranéen. Plus il y aura de tomates et moins il y aura de pâtes, plus le plat sera riche en vitamines, antioxydants, fibres et minéraux, et mieux ce sera !

Cal : 195 • Prot : 6 g
Glu : 27 g • Lip : 7 g

OUI

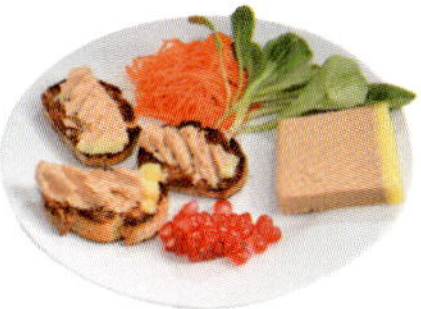

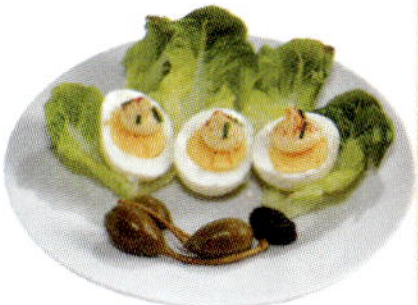

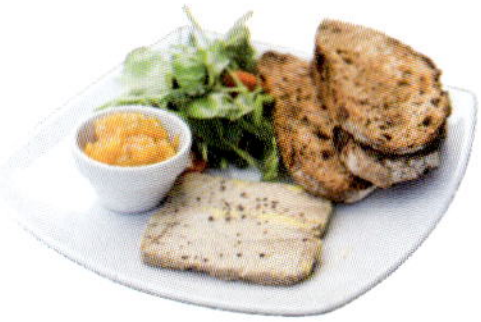

Terrine de foie de volaille

- Un pâté pas trop gras pour faire le plein de vitamine B12, de fer et de protéines. Attention, la version industrielle peut contenir du sucre, du sel et des arômes en plus du foie, des œufs et de la viande de porc.
- Cal : 112
- Prot : 5.5 g
- Lip : 10 g

Foie gras

- Un produit naturel à privilégier pour sa simplicité et la qualité de ses acides gras qui – bonne nouvelle ! – sont du même type que ceux de l'huile d'olive donc bénéfiques pour la santé cardiovasculaire. Avec des crudités, c'est parfait !
- Cal : 191
- Prot : 2.8 g
- Lip : 20 g

Œufs mayonnaise

- Une entrée pour faire le plein de protéines, pas trop salée et que l'on peut manger sans pain. Si la mayo est préparée avec de l'huile de colza ou d'olive plutôt que de tournesol, elle vous fournira des acides gras bénéfiques.
- Cal : 213
- Prot : 11 g
- Lip : 18.2 g

NON

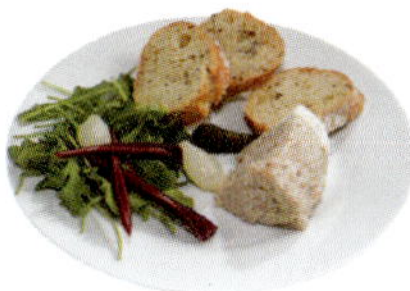

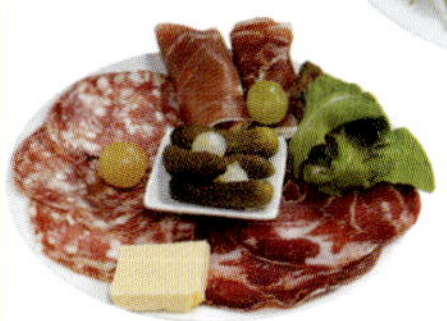

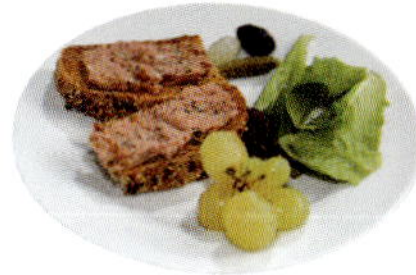

Assiette de charcuteries

- Le + : le fer, les protéines et le zinc. Le - : beaucoup de sel et de graisses (ce qui n'est bon ni pour votre cœur, ni pour vos artères) ainsi que des nitrites qui augmentent le risque de certains cancers. Passez votre chemin !
- Cal : 112
- Prot : 10 g
- Lip : 8 g

Rillettes de porc

- Des rillettes étalées sur du pain grillé encore tiède c'est tellement bon... Malheureusement, c'est vraiment très gras ! On y trouve parfois des nitrites aux effets cancérogènes et parfois aussi du colorant. Il va falloir éviter...
- Cal : 166
- Prot : 5.6 g
- Lip : 16 g

Terrine de campagne

- Très simple quand c'est fait maison : viande, foie, œufs, oignons, épices. Avec en prime blé, lactose, nitrites, colorants et arômes quand c'est industriel.
- Cal : 125
- Prot : 5.8 g
- Lip : 10.8 g

Entrées de charcuteries, pâtés, terrines et œufs

QUE FAUT-IL PENSER DES CHARCUTERIES ?

Les charcuteries sont souvent accusées de favoriser les maladies cardiovasculaires en raison de leurs teneurs excessives en graisse et en sel. Voyons ce qu'il en est vraiment…

◆ **Côté graisses :** les teneurs varient beaucoup d'un produit à l'autre et la nocivité de ces graisses est toute relative puisque seulement 50 % sont néfastes (acides gras saturés et oméga-6). L'autre moitié est composée d'acides gras mono-insaturés bénéfiques, identiques à ceux de l'huile d'olive.

◆ **Côté sel :** les teneurs varient beaucoup, de 1 à 2 g/100 g (charcuteries cuites telles que le jambon, la mortadelle ou le pâté) jusqu'à 6 g/100 g (jambon cru, saucisson, saucisse sèche…).

◆ **Côté protéines :** c'est leur point fort, avec des teneurs allant jusqu'à plus de 20 % pour le jambon sec.

◆ **Côté indésirables :** 3 substances à surveiller.

1• Les nitrites qui sont utilisés pour colorer en rose et prévenir le développement de la bactérie *Clostridium botulinum* responsable du botulisme (maladie neurologique grave).

2• La fumée qui contient des composés cancérogènes quand le procédé utilisé pour fumer les charcuteries est traditionnel (combustion de copeaux de bois). Mieux vaut opter pour des charcuteries « goût fumé » qui posent moins de problèmes.

3• Les polyphosphates qui sont utilisés pour augmenter la teneur en eau des produits, obtenir une meilleure tenue à la coupe et retarder le rancissement. 60 % des charcuteries en contiennent. Problème : l'excès de phosphore est associé à une mortalité plus élevée de maladies cardiovasculaires, osseuses et rénales (lire page 41).

OUI

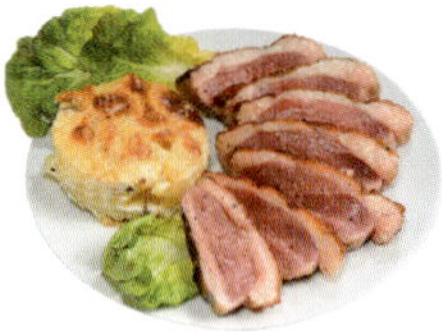

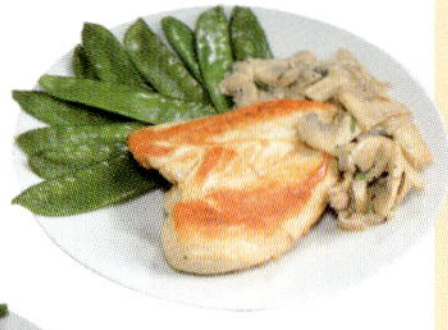

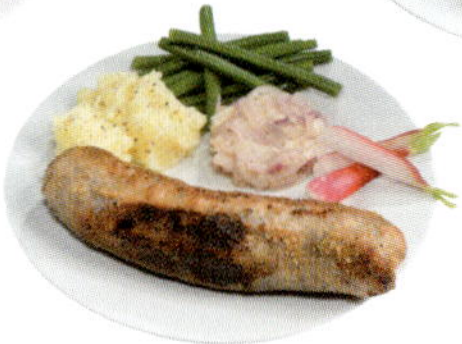

Magret

- Beaucoup de protéines et surtout de lipides ! Heureusement, par rapport au beurre, la graisse de canard est moins riche en graisses saturées et plus riche en graisses mono-insaturées. Faites-vous plaisir !
- Cal : 205
- Prot : 27 g
- Lip : 11 g

Andouillette

- Une saucisse cuisinée avec de l'intestin et de l'estomac de porc. C'est un peu gras, il y a des nitrites et la teneur en sel est un peu élevée (1,9 g aux 100 g). Mais la teneur en protéines est très correcte... mieux que la saucisse !
- Cal : 280
- Prot : 20 g
- Lip : 18 g

Escalope de volaille à la crème

- Mieux qu'une escalope à la milanaise car il n'y a pas de panure. Une bonne teneur en protéines, pas trop de lipides si la volaille ne baigne pas dans la crème. C'est correct.
- Cal : 170
- Prot : 26 g
- Lip : 7 g

Confit de canard

- Le problème du confit n'est paradoxalement pas la graisse (qualité nutritionnelle acceptable) mais le sel : une cuisse en apporte entre 3 et 4 g. La préparation nécessite une étape de salaison.
- Cal : 220
- Prot : 30 g
- Lip : 11 g

Saucisse

- Moins de protéines que l'andouillette et plus de lipides. Parfois aussi fécule, lactose ou encore dextrose (l'équivalent de 5 g de sucre pour 2 saucisses), colorants, acidifiants... et beaucoup de sel !
- Cal : 300
- Prot : 16 g
- Lip : 22 g

Escalope milanaise

- Malgré une bonne teneur en protéines, cette escalope de veau panée a une teneur en graisse et en glucides élevée en raison de la panure. Ce sera mieux si cette panure est faite maison ; elle sera moins salée et moins chargée en additifs.
- Cal : 260
- Prot : 23 g
- Lip : 14 g

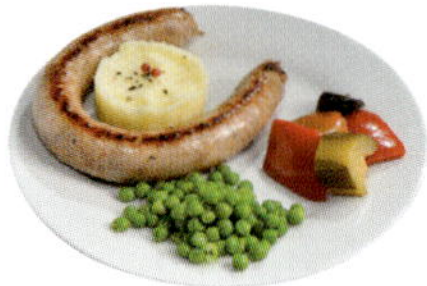

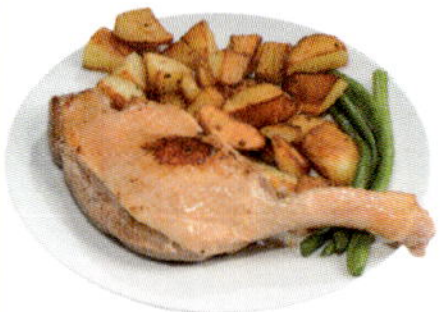

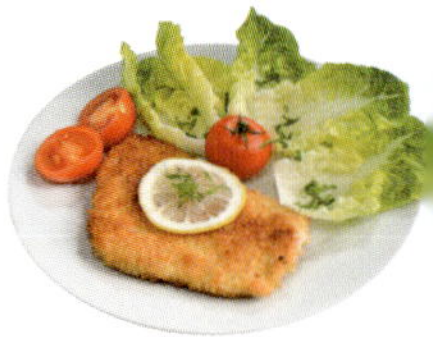

NON

Les plats de viande

COMMENT BIEN CHOISIR ?

◆ **Privilégiez les morceaux les moins gras :** exit l'entrecôte ou alors on enlève les morceaux de gras, exit les saucisses, oui à la bavette et au steak. Gare également au porc et à l'agneau qui sont très gras. Le poulet (sans la peau) l'est moins.

◆ **Privilégiez le cru ou les cuissons les moins agressives et évitez les viandes très grillées :** plus une cuisson est intense (à la poêle, au grill…), plus il y a carbonisation et donc apparition de composés cancérogènes (amines hétérocycliques AH, hydrocarbures aromatiques hétérocycliques HAP). Pour les éviter, optez pour des cuissons courtes (« bleu » ou « saignant », à la limite « à point ») ou, encore mieux, pour le cru (carpaccio, tartares). Sachez également que lorsque la viande est marinée avant d'être grillée, elle génère moins d'AH et d'HAP. C'est donc une bonne option si vous êtes fan de grillades.

1ÈRE CATÉGORIE	2E CATÉGORIE	2E CATÉGORIE
Morceaux de bœuf		
Entrecôte et noix d'entrecôte Filet, faux-filet, onglet, hampe Rumsteck Tende de tranche, tranche, aiguillette Bavette d'aloyau	Gîte noix, rond de gîte Macreuse Paleron Collier Jumeau Basse côte	Gîte Plat de côte Poitrine Flachet Jarret Queue
Morceaux de veau		
Côte Longe, filet Noix	Côte découverte, bas de carré Épaule	Poitrine, tendron Flanchet Jarret, collier, pied
Morceaux d'agneau		
Côtelettes Côtes filet et filet Selle Gigot	Épaule Collier	Poitrine Haut de côte
Morceaux de porc		
Filet Côtelettes	Épaule	Poitrine Haut de côte

Source : *Connaissance des Aliments*, E. Fredot, Lavoisier 2005

Méfiez-vous des sauces !

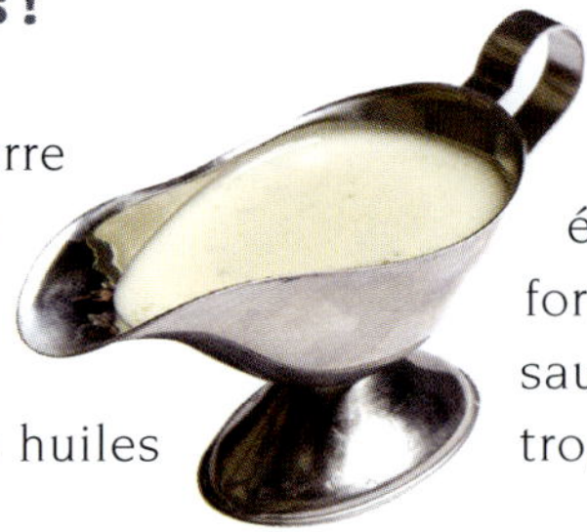

Elles contiennent toutes du beurre ou de la crème, souvent en quantité, et parfois aussi de la farine. Dans les versions industrielles, on trouve aussi des huiles végétales, des arômes et des épaississants (amidon transformé). De manière générale, les sauces sont servies en quantités trop importantes.

SAUCES POUR VIANDES					SAUCES POUR POISSONS	
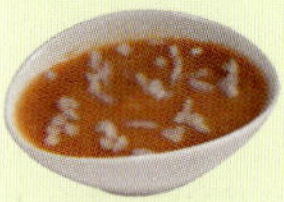	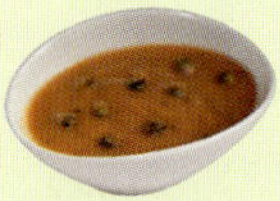	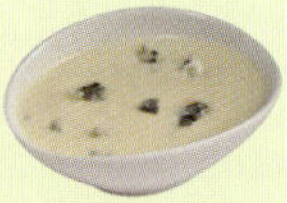	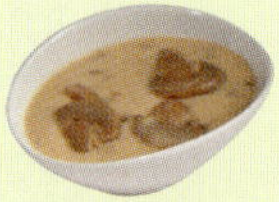	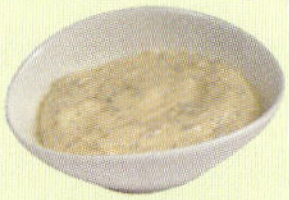	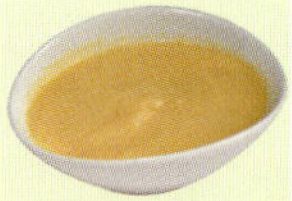	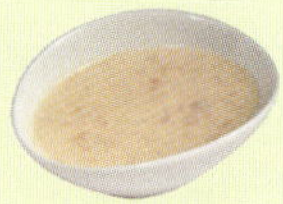
Sauce aux échalotes : échalotes, fond de veau, vin rouge, beurre.	**Sauce au poivre :** si elle est préparée maison, beurre, farine, bouillon de bœuf et poivre. Si elle est industrielle, on trouve en plus de l'amidon transformé, des arômes, du sucre...	**Sauce au roquefort :** fromage de roquefort et crème fraîche.	**Sauce à la crème et aux champignons :** champignons de Paris, crème fleurette, persil, ail, fond de veau, beurre.	**Sauce béarnaise :** jaune d'œuf, vin blanc, estragon, échalote, beurre.	**Sauce hollandaise :** beurre, jaune d'œuf, jus de citron.	**Beurre blanc :** beurre, échalotes, vin blanc, vinaigre, poivre, aromates.

Comment choisir son poisson ?

Le poisson possède de nombreuses vertus liées, notamment, à la présence d'oméga-3 dans sa chair. Ces graisses améliorent la fluidité du sang et protégeraient des accidents vasculaires, des maladies inflammatoires (arthrose, eczéma, polyarthrite...), de la dépression et du déclin cognitif.

POISSONS ET CRUSTACÉS LES MOINS CONTAMINÉS	POISSONS ET CRUSTACÉS LES PLUS CONTAMINÉS
Moules	Thon
Crevettes	Bar
Saumon	Éperlan
Truite	Flétan
Sardine	Bonite
Hareng	Espadon

N'ABUSEZ PAS DES POISSONS ET CRUSTACÉS LES PLUS CONTAMINÉS

Le mercure, retrouvé dans les poissons à diverses doses, est un toxique pour le développement du cerveau, et probablement un toxique cardiovasculaire. Il augmenterait également le risque de diabète.

PRIVILÉGIEZ LES POISSONS LES PLUS GRAS

Il existe deux types de poissons : les maigres (morue, bar, haddock, sole, carrelet, perche, brochet) et les gras (anguille, hareng, maquereau, saumon, truite, thon, anchois, pilchard, sardine). Ce sont les poissons gras les plus intéressants d'un point de vue nutritionnel car ils possèdent davantage d'oméga-3.

PRIVILÉGIEZ LES POISSONS PRÉPARÉS AVEC DES CUISSONS DOUCES

Pour que les qualités nutritionnelles des poissons gras soient préservées, il faut qu'ils aient été cuisinés avec des modes de cuisson peu agressifs : marinades, bain-marie, poché et vapeur. S'ils sont grillés ou noyés dans la friture, c'est tant pis pour vous !

OUI

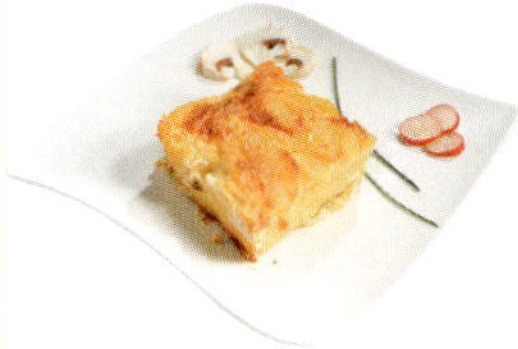

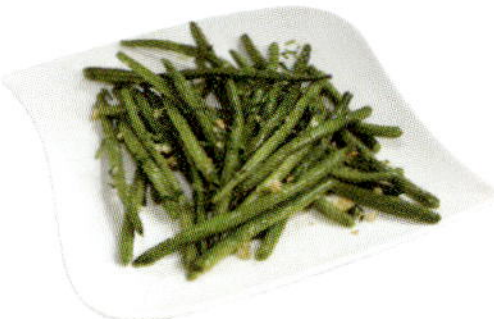

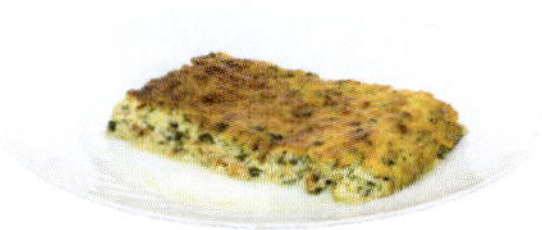

Le gratin dauphinois

- Ce n'est pas ce qu'il y a de plus glorieux nutritionnellement parlant mais c'est quand même mieux que de la purée ou, pire, que les frites.

- Cal : 212
- Prot : 4 g
- Glu : 28.4 g
- Lip : 9.2 g

Le gratin de courgette pomme de terre

- Des courgettes pour les fibres et les antioxydants, de la pomme de terre pour la douceur, un peu de crème et d'œuf pour la saveur. C'est pas mal même si c'est un peu moins bien que des courgettes seules.

- Cal : 146
- Prot : 3 g
- Glu : 13.4 g
- Lip : 9 g

Les haricots verts sautés

- Un accompagnement simple et savoureux. Le mieux : sauté à l'huile d'olive avec un peu d'ail et de persil. L'accompagnement idéal en remplacement des frites, de la purée ou des pommes dauphines !

- Cal : 180
- Prot : 3.5 g
- Glu : 6.7 g
- Lip : 15.4 g

Les frites

- Les frites ont un IG élevé et elles contiennent de l'acrylamide, un composé cancérogène et neurotoxique qui se forme lorsqu'un féculent est soumis à des températures très élevées. Dommage !

- Cal : 408
- Prot : 5 g
- Glu : 52 g
- Lip : 20 g

La purée

- Un des aliments qui a l'IG le plus élevé (voir tableau ci-contre). En plus, ça ne se mâche pas, ce qui retarde l'apparition des signaux de satiété et pousse à manger davantage. Vraiment pas bon pour votre ligne !

- Cal : 178
- Prot : 3.2 g
- Glu : 28.4 g
- Lip : 5.6 g

Le riz

- Un IG plutôt élevé (sauf si c'est du basmati, lire page 69) et beaucoup de calories pour un nombre restreint de vitamines et de minéraux. À éviter ou au moins à accompagner d'un légume.

- Cal : 229
- Prot : 6 g
- Glu : 50 g
- Lip : 0.6 g

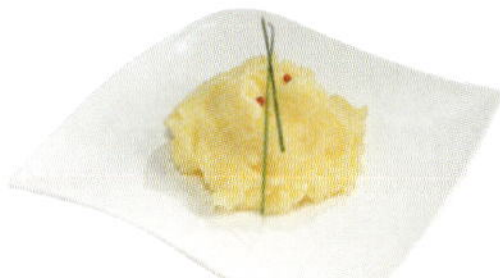

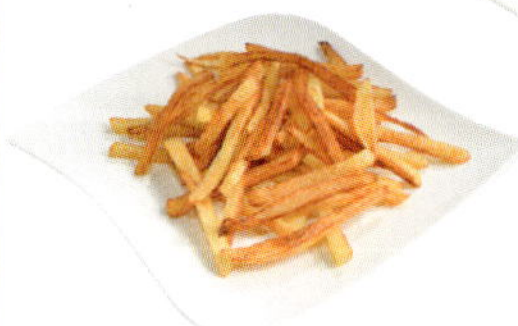

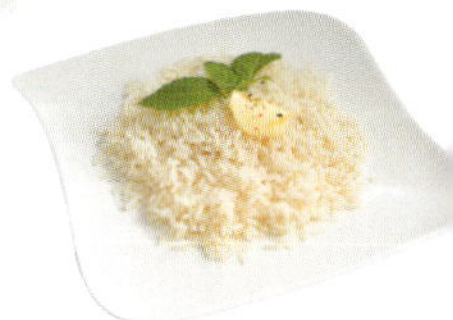

NON

Les accompagnements

CHOISISSEZ BIEN VOS ACCOMPAGNEMENTS !

Optez pour les aliments qui apportent le plus de nutriments et le moins de calories

À favoriser :

- tous les légumes qui apportent des quantités importantes de vitamines et minéraux pour un nombre de calories parmi les plus bas.
- les céréales complètes : riz complet, pâtes complètes et semi-complètes qui possèdent tout ou une partie de l'enveloppe et donc nettement plus de calcium, phosphore, potassium, magnésium et fibres.

À éviter :

- les produits à base de céréales raffinées : riz blanc, pâtes…
- les produits à base de pomme de terre : frites, purée, pommes dauphine… Préférez les plats à base de patate douce, beaucoup plus intéressante nutritionnellement.

Optez pour les accompagnements à IG modérés ou bas

L'index glycémique (IG) des aliments va de 1 à 100. Plus un aliment a un IG élevé, plus il augmente votre glycémie, plus vous sécrétez une hormone appelée insuline… et plus vous prenez du poids. Au contraire, les aliments à IG bas ou modérés laissent votre glycémie tranquille (lire page 25).

VOICI L'IG DE QUELQUES FÉCULENTS

Frites	95
Purée	83
Riz blanc	81
Polenta	68
Pomme de terre nouvelle bouillie	66
Semoule	65
Spaghetti	59
Riz basmati	58
Quinoa	53
Tagliatelle aux œufs	46
Ebly	40

8 fromages à

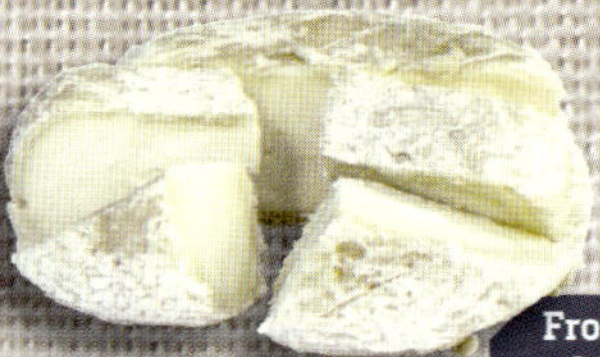

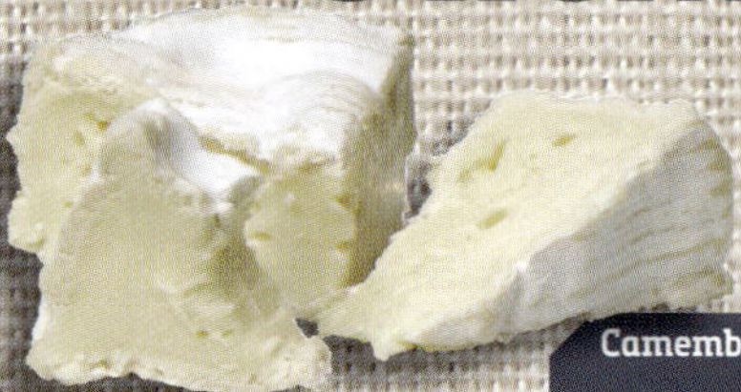

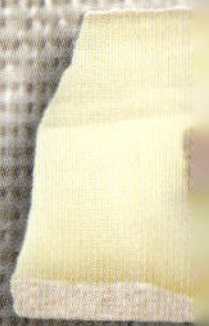

Fromage de chèvre sec

- Pâte molle à croûte moisie
- Pral : 28
- Prot : 30.5 %
- MG : 35 %

Pour 100 g
- Cal : 452
- Sel : 0.9 g
- Calcium : 900 mg

Très acidifiant en raison d'une teneur élevée en protéines. Calorique en raison d'une teneur élevée en graisses.

Munster

- Pâte molle à croûte lavée
- Pral : 16
- Prot : 23 %
- MG : 30 %

Pour 100 g
- Cal : 368
- Sel : 1.6 g
- Calcium : 717 mg

Moyennement calorique et pas trop salé.

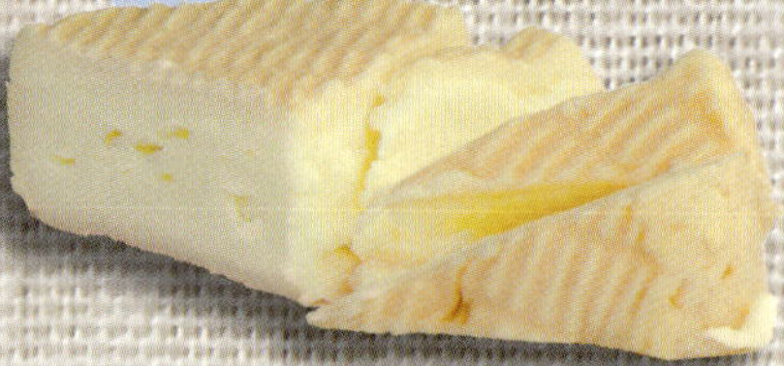

Saint Nectaire

- Pâte pressée non cuite à croûte moisie
- Pral : 13.7
- Prot : 23 %
- MG : 28 %

Pour 100 g
- Cal : 341
- Sel : 1.5 g
- Calcium : 590 mg

Pas trop calorique, pas trop salé.

Camembert

- Pâte molle à croûte moisie
- Pral : 13
- Prot : 20 %
- MG : 24 %

Pour 100 g
- Cal : 300
- Sel : 2.1 g
- Calcium : 388 mg

Le moins calorique en raison d'une teneur élevée en eau.

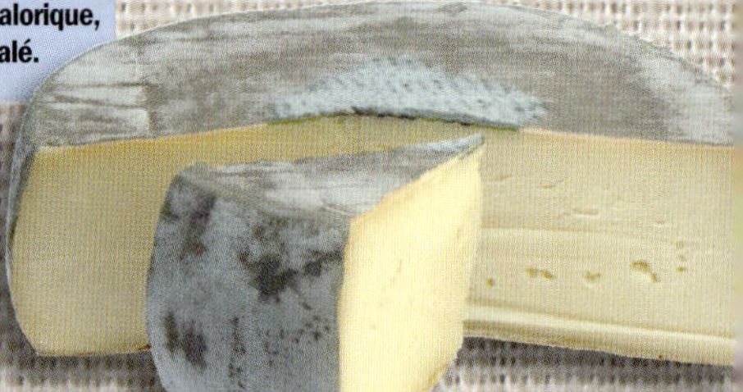

a loupe

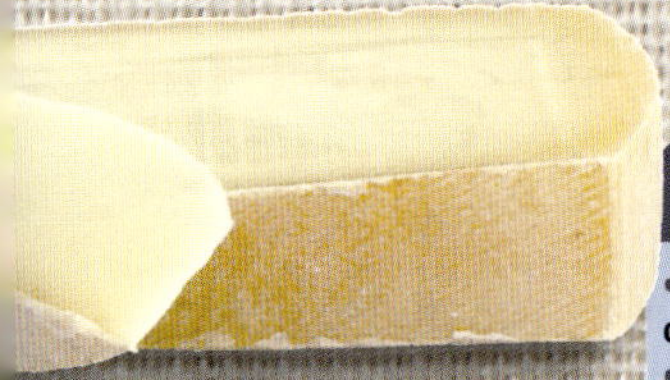

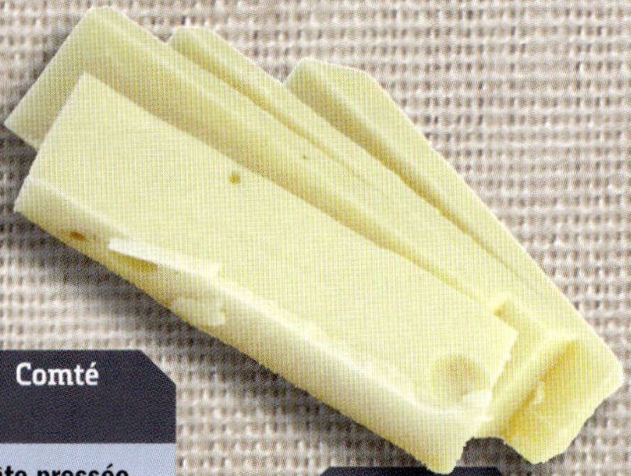

Comté

- Pâte pressée cuite
- Pral : 24
- Prot : 29 %
- MG : 31 %

Pour 100 g
- Cal : 398
- Sel : 0.8 g
- Calcium : 980 mg

Peu salé. Un des fromages les plus riches en calcium.

Roquefort

- Pâte persillée
- Pral : 13
- Prot : 21.5 %
- MG : 30 %

Pour 100 g
- Cal : 369
- Sel : 4.5 g
- Calcium : 662 mg

Extrêmement salé, comme souvent le sont les bleus et les fromages de brebis.

Emmental

- Pâte pressée cuite
- Pral : 24
- Prot : 27 %
- MG : 28 %

Pour 100 g
- Cal : 380
- Sel : 0.75 g
- Calcium : 791 mg

Très peu salé. Riche en calcium.

Reblochon

- Pâte pressée non cuite à croûte lavée
- Pral : 11
- Prot : 20 %
- MG : 27 %

Pour 100 g
- Cal : 322
- Sel : 2.1 g
- Calcium : 625 mg

Fromage le moins acidifiant.

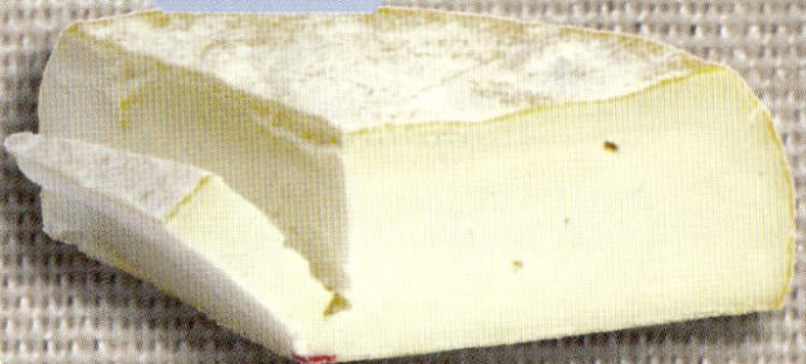

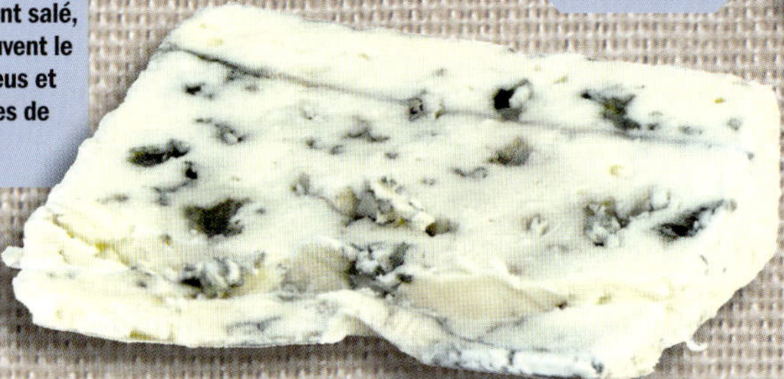

OUI

Les desserts

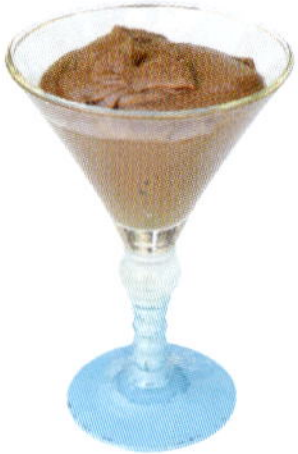

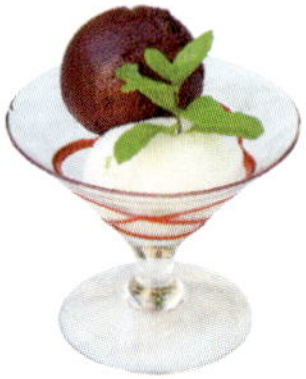

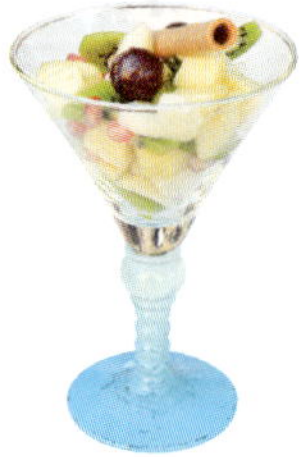

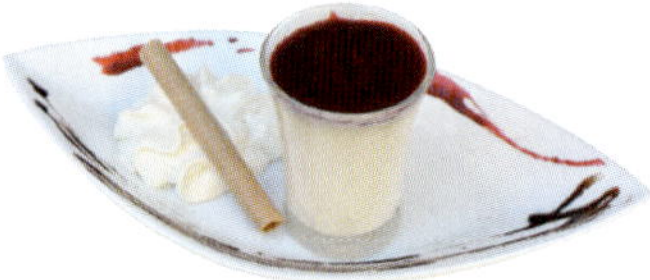

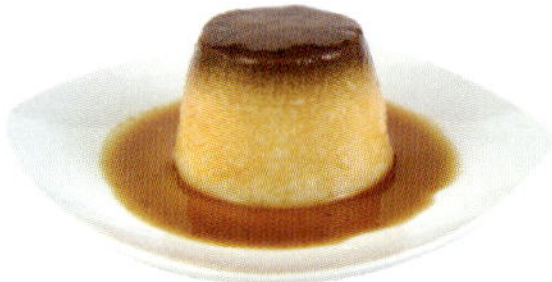

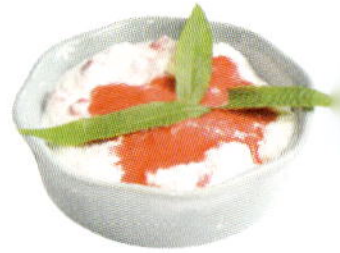

Mousse au chocolat

- Le top s'il n'y a que du chocolat noir et des œufs. Moins bien avec de la crème et du sucre. Vous pouvez craquer de temps en temps... si c'est vraiment fait maison !

- Cal : 225
- Prot : 4.1 g
- Glu : 16 g
- Lip : 16 g

Panna cotta aux fruits rouges

- De la crème, du sucre, de la gélatine et un coulis à base de fruits et de sucre. Un dessert simple et plutôt léger... tout en étant gourmand.

- Cal : 167
- Prot : 2.2 g
- Glu : 18.1 g
- Lip : 8.9 g

Sorbet

- Une meilleure qualité que les crèmes glacées : moins d'additifs et moins de calories. Les fruits apportent des fibres et des vitamines... s'ils sont présents en quantité suffisante (plus de 40 %).

- Cal : 95
- Prot : < 0.5 g
- Glu : 23 g
- Lip : < 0.5 g

Crème caramel

- C'est souvent un peu trop sucré mais c'est un dessert qui a des chances d'être fait maison et préparé avec des ingrédients simples et naturels (œufs, lait, sucre).

- Cal : 135
- Prot : 5 g
- Glu : 19.3 g
- Lip : 4 g

Salade de fruits frais

- Riche en fibres, vitamines et minéraux, c'est le dessert idéal si on fait vraiment attention à sa santé et à sa ligne. En espérant que le cuisinier n'a pas ajouté trop de sucre !

- Cal : 84
- Prot : 0.7 g
- Glu : 18.3 g
- Lip : 0.30 g

Fromage blanc coulis de fruits rouges

- C'est naturel et très simple. Un dessert riche en protéines et relativement pauvre en calories pour finir le repas dans la légèreté !

- Cal : 90
- Prot : 7.8 g
- Glu : 7.2 g
- Lip : 3.3 g

Fondant au chocolat

- Un des desserts qui a le plus de risque d'être préparé industriellement. La recette est vraiment chargée en sucre et en graisse. Résistez !

- Cal : 396
- Prot : 5.8g
- Glu : 42.8g
- Lip : 21.6g

Tiramisu

- Beaucoup de crème cuite, de sucre, d'œuf... et de calories. Vous risquez de faire la sieste au boulot après un tel dessert !

- Cal : 218
- Prot : 2.1g
- Glu : 33.2g
- Lip : 8.6g

Glace

- Les glaces des restaurants sont rarement faites maison. Elles contiennent donc des émulsifiants, des stabilisants, des arômes et des colorants. Vous n'êtes pas au restaurant pour manger des additifs.

- Cal : 250 kcal
- Prot : 4.5 g
- Glu : 19.7 g
- Lip : 17.1 g

Crème brûlée

- Souvent préparée à partir d'une poudre industrielle contenant de l'amidon, des gélifiants, des arômes et des colorants, et diluée dans de l'eau ou du lait. À éviter.

- Cal : 201
- Prot : 3 g
- Glu : 18 g
- Lip : 13 g

Café gourmand

- Attention : piège !
Des petits desserts pour déculpabiliser mais qui, accumulés, font une portion TRES gourmande, équivalente à un gros dessert. Pas besoin de sucre dans votre café !

- Cal : 415
- Prot : 6 g
- Glu : 55 g
- Lip : 19 g

Tarte aux myrtilles

- De la pâte sablée pleine de beurre et de la crème pâtissière qui plombent cette tarte de calories. Dommage car la myrtille fait partie des fruits les plus riches en antioxydants !

- Cal : 293
- Prot : 4.3 g
- Glu : 39 g
- Lip : 13.3 g

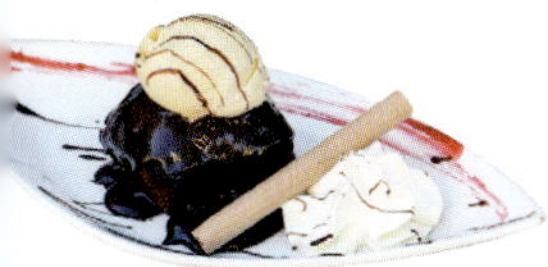

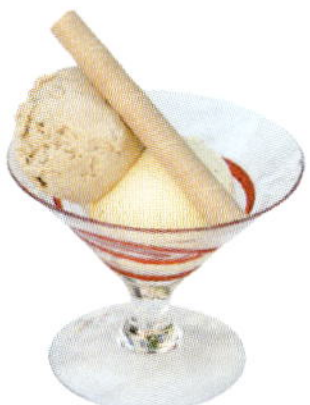

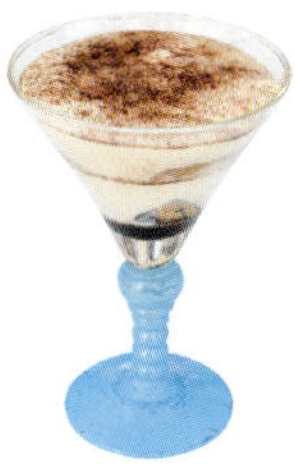

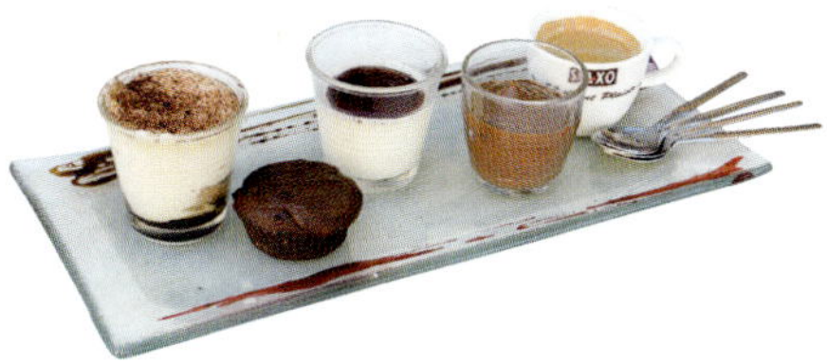

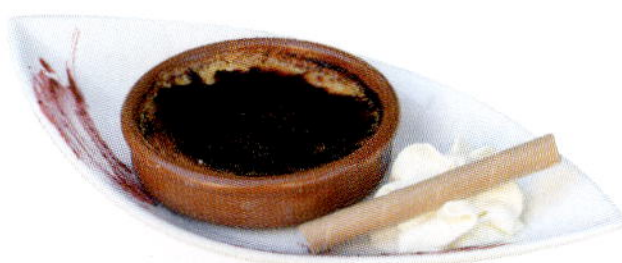

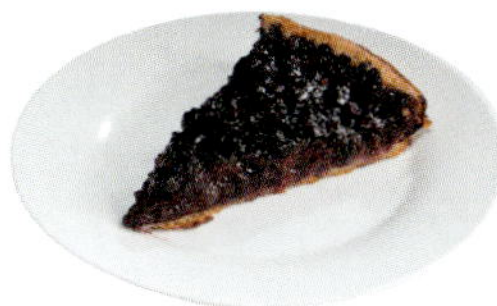

NON

UN MENU À LA LOUPE

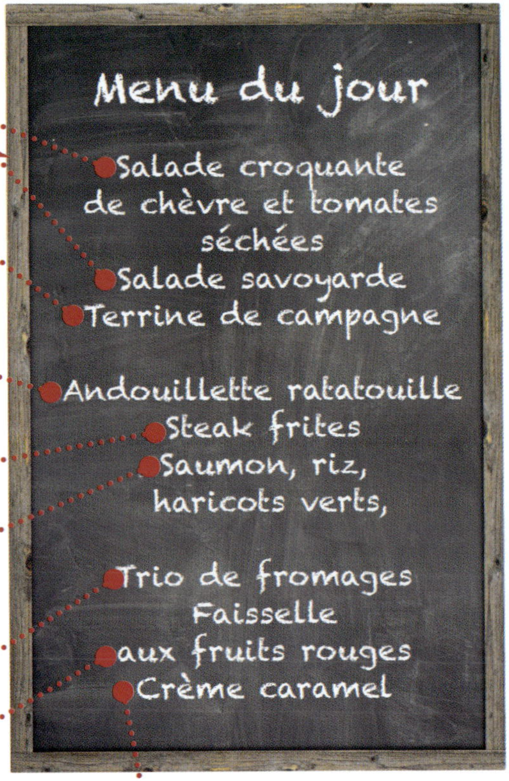
Menu du jour
Salade croquante de chèvre et tomates séchées
Salade savoyarde
Terrine de campagne
Andouillette ratatouille
Steak frites
Saumon, riz, haricots verts,
Trio de fromages
Faisselle aux fruits rouges
Crème caramel

OK

avec plus de crudités et moins de pommes de terre

seulement si elle faite maison

OK même si un steak serait plus léger

remplacer les frites par des légumes (au moins la moitié)

OK

en petite quantité, si ce sont des fromages de qualité (fermiers)

OK

pas tous les jours

FAITES LE BON CHOIX

Conseil N° 1
Optez pour les plats qui contiennent le plus de légumes (hors patates) et éliminez les autres choix.

Conseil N° 2
N'hésitez pas à demander de quels ingrédients est composé un plat. Demandez à échanger patates, croutons, maïs... de votre salade contre plus de crudités. Pour les accompagnements, troquez les frites contre des haricots verts ou de la ratatouille, ou faites moitié-moitié.

Conseil N° 3
Profitez d'être au restaurant pour manger du poisson (gras si possible !) car on n'en mange généralement pas suffisamment. Sinon, privilégiez les viandes et les charcuteries les moins grasses.

Conseil N° 4
Évitez autant que possible de manger du pain et ne buvez rien d'autre que de l'eau.

Conseil N° 5
Pour le dessert, privilégiez autant que possible les plus riches en fruits frais ou alors la faisselle ou le fromage blanc nature. Si vous craquez pour un dessert plus sucré, évitez de consommer tous les petits « plus » qui peuvent être rajoutés : la boule de glace sur la tarte aux pommes, les biscuits plantés dans le sorbet, la crème chantilly sur le fondant au chocolat...

Aujourd'hui, c'est moi qui compose mon repas !

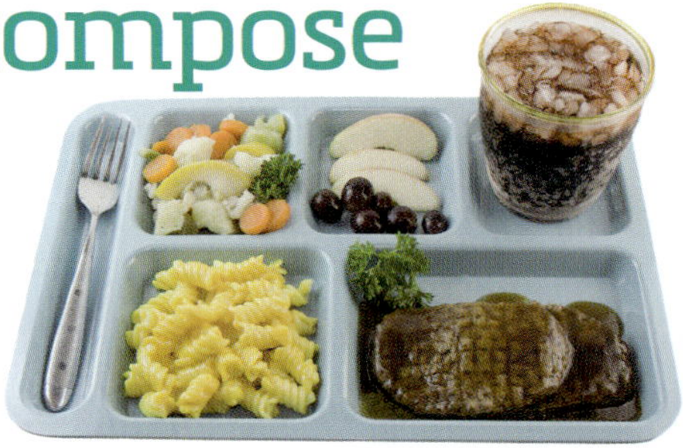

Prendre les manettes de son repas est un bon moyen de faire les bons choix pour la santé et la ligne. À condition de déjouer les pièges qui poussent à manger... trop !

◆◆◆ La première cafétéria a été implantée en France en 1967 par le groupe Casino. Le principe : pas de personnel, à part celui qui débarrasse les plateaux ; le client se sert lui-même (self-service). Celui-ci peut avoir différentes formes de distribution, allant du comptoir linéaire à la libre circulation entre différents îlots de préparations. Il permet au client d'élaborer le plateau de son choix. Les cafétérias sont souvent situées dans les centres commerciaux, en centre ville ou sur les aires d'autoroute. Parmi les acteurs les plus importants du marché, on trouve Flunch, Casino, ou encore le groupe Elior (L'Arche).

	CHIFFRE D'AFFAIRES ANNUEL (MILLIONS D'EUROS)	NOMBRE DE POINTS DE VENTE EN FRANCE
flunch	600	270
Casino Cafétéria	325	170
l'arche CAFETERIA	350	47

Qu'allez-vous trouver à la cafét ?

Les cafétérias ont longtemps pâti de l'image « ringarde » d'établissements à connotation utilitaire, où l'on mange pour pas cher (et dans une ambiance un peu sordide) de la macédoine de légumes, du steak frites et des fruits au sirop. Pour tenter de se défaire de cette image un peu poussiéreuse, les établissements ont depuis 20 ans soigné la présentation et fait de nombreux efforts pour offrir plus de choix au client : bar à salades, large gamme de grillades ou de desserts… tout en améliorant la qualité nutritionnelle des plats servis : cuissons vapeur ou au wok, sauces allégées, offre diversifiée de légumes, fruits frais. Aujourd'hui à la cafét, le steak frites reste en tête des plats les plus consommés, mais

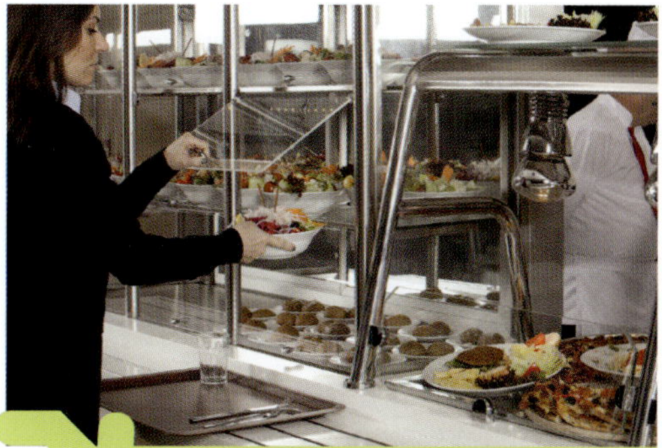

95 millions de personnes viennent se restaurer chaque année dans les cafétérias

Face au fast-food, Flunch flanche

Le self-service n'a plus la cote. La fréquentation des caféts baisse nettement, surtout chez Flunch (-8 % en 2013). Trois raisons principales à cette désaffection : 1) les enseignes sont dépendantes des horaires des galeries marchandes dans lesquelles elles sont implantées ce qui les empêche d'ouvrir le soir ou le dimanche, 2) les clients veulent faire de leur sortie au restaurant une expérience originale (et non pas un simple tour à la cantine de l'entreprise !), 3) lorsqu'ils veulent manger rapidement, ils préfèrent se tourner vers le fast-food et les plats à emporter. Pour rebooster ses ventes et concurrencer les fast-foods, Flunch a mis en place un concept « Flunch drive » et des formules à bas prix dans le but d'attirer ceux qui veulent manger vite et pas cher.

il est devenu possible de manger un repas à la fois savoureux et équilibré grâce au choix de crudités, viandes, poissons, légumes et desserts de fruits.

LÉGUMES À VOLONTÉ

Dans certaines cafétérias, les légumes peuvent être consommés « à volonté ». Si l'idée est séduisante, encore faut-il s'entendre sur ce que l'on appelle des « légumes », car c'est l'ensemble des accompagnements proposés qui est « à volonté ». Or, parmi cet ensemble, il y a généralement, certes, quelques légumes, mais surtout beaucoup de féculents ! Carottes vichy, courgettes en gratin, haricots verts, épinards en branche, brocolis ou chou-fleur vapeur... côtoient souvent frites, purée, riz pilaf ou encore gratin de pâtes. Ne vous attendez pas, bien sûr, à trouver des légumes frais dans les cafétérias, les légumes surgelés étant largement utilisés dans ce type de restaurants. Mais pour autant, ce n'est pas bien grave. Les surgelés permettent de consommer des légumes hors saison, et la

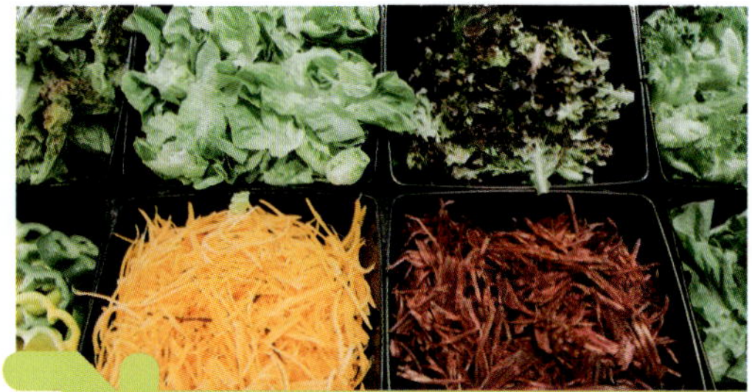

Les légumes sont pour la plupart surgelés dans les cafétérias

surgélation conserve davantage les vitamines que les conserves.

Les pièges à éviter à la cafét

Arriver aux heures de pointe

Trop attendre, c'est non seulement prendre le risque de perdre patience dans la queue, mais aussi de renoncer à un plat de résistance équilibré pour tourner les talons en direction du kiosque à pizza ! Avancez votre heure de déjeuner, ne serait-ce que de trente minutes : ça vous sera salutaire, pour vos nerfs comme pour votre santé !

Arriver trop tard

Si vous arrivez après la bataille, vous risquez d'être confronté à un manque de choix en légumes ou plats de résistance, et de vous tourner, là encore, vers le kiosque à pizza !

Tout prendre d'un coup

Essayez de fractionner votre repas en faisant tout d'abord un premier passage en caisse avec juste entrée et plat de résistance, puis, si vous avez encore faim (et surtout si vous êtes prêts à refaire la

Pourquoi miser sur les légumes ?

- Pour se sentir rassasié et mieux contrôler son appétit par la suite.
- Pour laisser moins de place aux aliments peu intéressants sur le plan nutritionnel : pizza, pommes de terre, produits sucrés...
- Pour faire le plein de vitamines, minéraux, fibres, antioxydants.

queue en caisse) un second passage, à la fin de votre repas, pour pouvoir consommer cette crème brûlée qui vous fait de l'œil. Il est prouvé que, plus il faut faire d'efforts pour manger, moins nous mangeons en quantités. En effet, lorsque se procurer un aliment devient trop difficile, alors nous sommes capables de nous en passer...

Faites le test.

◆ Se laisser troubler par l'ampleur du choix

Le choix et l'abondance poussent à consommer davantage, surtout quand cela concerne les desserts et que votre plateau est vide. Si vous avez déjà choisi vos légumes, viande et crudités... il sera plus facile de ne pas céder à la tentation et d'opter pour un dessert léger, en équilibre avec l'ensemble de votre déjeuner.

ATTENTION A LA TAILLE DES CONTENANTS

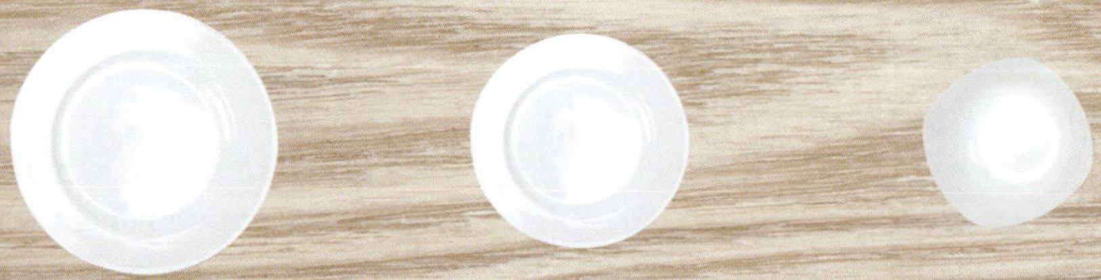

Crudités...

Légumes, viande, poisson...

Frites, pâtes, riz, lentilles...

Plus la taille des assiettes est importante, plus on se sert de grandes quantités. Et comme on a tendance à finir son assiette, on mange probablement plus que prévu.

◆ Utiliser la fontaine à soda

Les caféterias proposent souvent des gobelets dont la contenance est de 0,4 voire 0,6 litre pour se servir soi-même de Pepsi, d'Ice-tea ou de Fanta, quand ce n'est pas le pichet de 1,2 L ! À titre de comparaison, une canette de soda, c'est 0,33 L, soit 6 morceaux de sucre. Avez-vous vraiment besoin de ça ? Au cours de votre repas, privilégiez autant que possible l'eau.

◆ Craquer pour les sauces

Méfiez-vous de la mayonnaise et des sauces préparées type sauce paprika ou moutarde, dont on connaît rarement la composition et qui sont susceptibles de contenir de mauvaises graisses, du sucre, des épaississants, des additifs... D'autant plus que les contenants pour se servir encouragent souvent à en consommer de grandes quantités. Pour vos salades et vos légumes vapeur, préférez toujours l'huile d'olive ou de colza ainsi que le vinaigre. Pour la viande, un peu de moutarde ou à la rigueur du ketchup mais en petite quantité.

Modulez les quantités

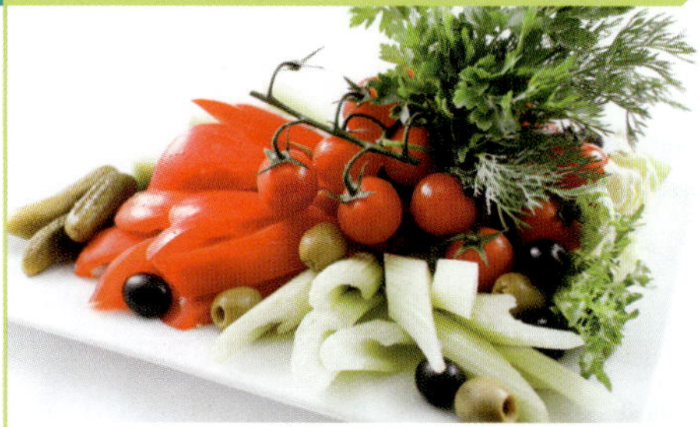

Agir imperceptiblement sur la quantité consommée est un moyen indolore de ne pas renoncer à ses aliments favoris tout en limitant les dégâts. Les études montrent que, pour un aliment plaisant mais pas idéal pour la santé (des frites par exemple), si on se sert une quantité inférieure de 20 % à celle que l'on se serait servie spontanément, on ne se sent pas frustré et on fait un petit geste pour sa ligne et sa santé. Pour les aliments bénéfiques (des légumes par exemple), on fait l'inverse en augmentant la portion de 20 % pour plus de vitamines et de fibres.

LE PARCOURS DANS LA CAFÉT

Voici le plan d'agencement classique d'une cafétéria.

◆ En rouge, le parcours habituel. Après les plateaux et les couverts, on vous fait débuter généralement par les boissons et les desserts, puis on vous incite à poursuivre par les grillades et les frites c'est-à-dire des aliments particulièrement attractifs quand on a faim.

◆ Notre conseil, prenez un chemin de traverse. Suivez le tracé vert. Commencez par l'îlot des salades, celui des hors d'œuvre et continuez avec celui des plats chauds, pour ensuite, éventuellement, revenir vers les desserts et les boissons (mais ce dernier passage n'est pas obligé !).

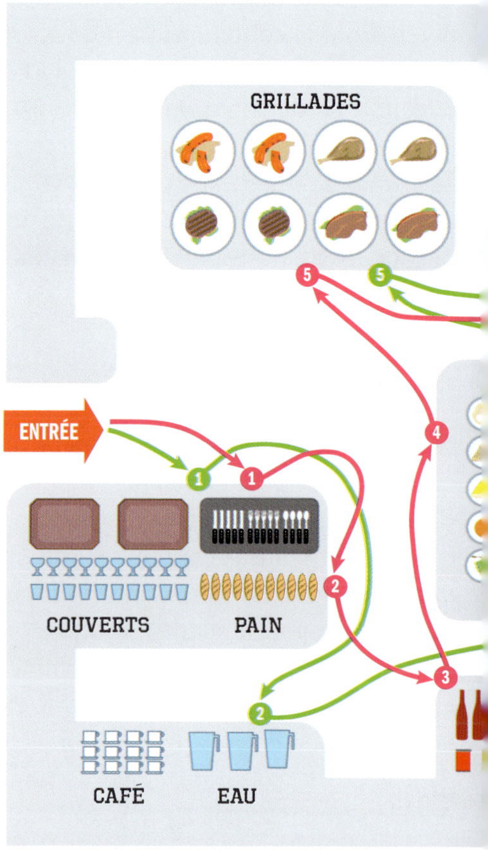

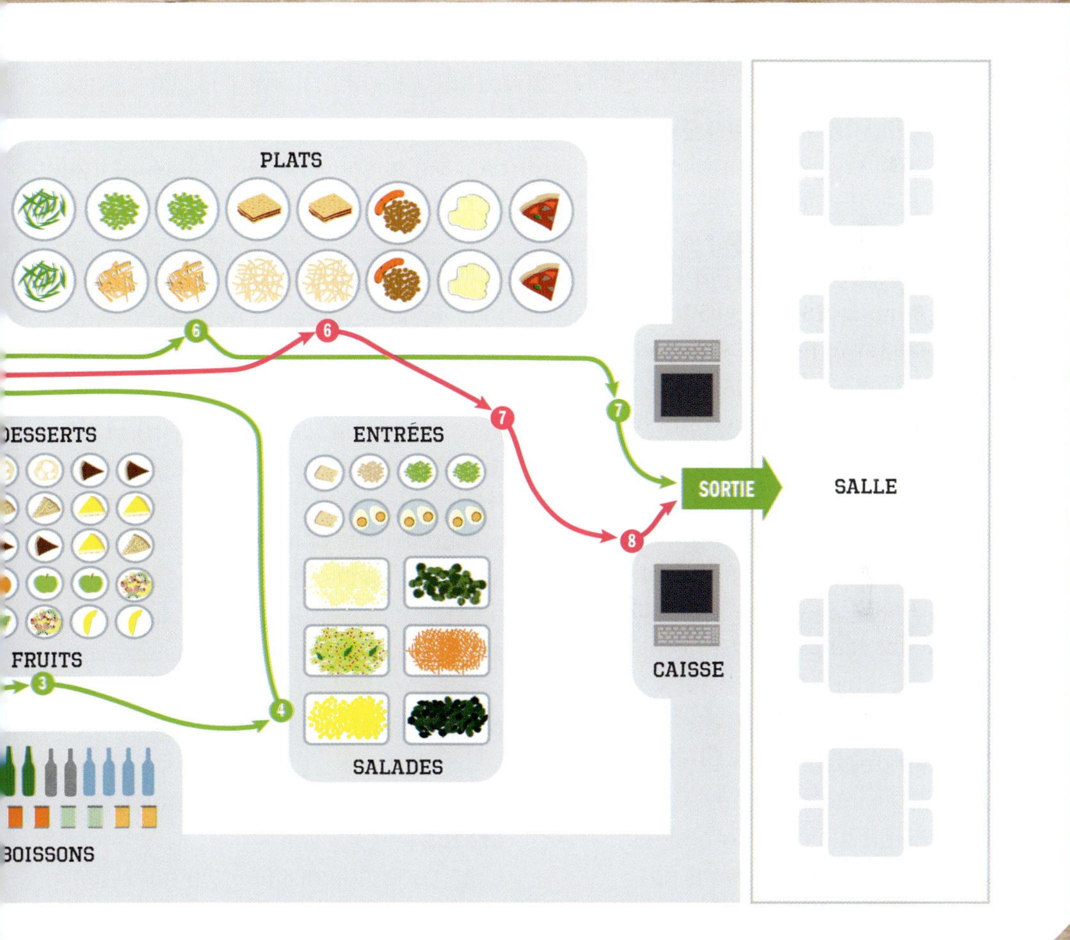
PLATS
6
6
7
7
DESSERTS
ENTRÉES
SORTIE
SALLE
8
CAISSE
FRUITS
3
4
SALADES
BOISSONS

FAITES LE BON CHOIX

◆ **Optez pour le « bar à salade »** (ou le « bar à soupes » en hiver) et renoncez aux quiches, soufflés, friands. Pensez toujours 20 % de légumes en plus par rapport à votre ration habituelle. Choisissez des petits contenants pour les entrées glucidiques (salade de pommes de terre, de lentilles, de pâtes...) et des grands pour les crudités, en essayant toujours de privilégier les produits bruts : tomates, salade verte, carottes râpées, chou rouge, artichauts... qui vous aideront à garder le contrôle sur le sel, les mauvaises graisses, les additifs.

◆ **Gare au poisson et à la viande panés**
Ils contiennent moins de protéines (- 40 %), une panure souvent de mauvaise qualité (beaucoup de sel, amidon modifié, graisses de qualité variable et souvent non précisée) et des débris de chair plutôt que des filets.

◆ **N'abusez pas des grillades**
Plus les cuissons sont poussées (avec apparition de zones carbonisées), plus il y a de substances cancérogènes, comme les amines hétérocycliques (AH) et les hydrocarbures aromatiques polycycliques (HAP). De manière générale, ne mangez pas de grillades plus d'une fois par semaine. Sachez en revanche que le fait de faire mariner la viande ou le poisson avec des épices et des aromates avant la cuisson diminue la formation de composés cancérogènes.

◆ **Pensez aux salades repas déjà prêtes**
Elles contiennent généralement des produits frais et de saison. Choisissez-

en une dans laquelle vous trouverez plusieurs végétaux et une bonne portion de protéines (œuf, viande froide...).

◆ **Évitez autant que possible les plats en sauce**
Demandez au serveur d'avoir la main légère sur ce complément souvent très riche en matières grasses.

◆ **Du côté des accompagnements**
Privilégiez autant que possible les légumes, les vrais, et mélangez-les entre eux (plus de couleurs et donc de bénéfices nutritionnels) dans une grande assiette. Si ceux-ci sont nature, agrémentez-les éventuellement d'un peu d'huile d'olive ou de fromage.
Si vous avez le choix, préférez les flageolets (IG de 25), les lentilles (IG de 48), les pois chiches (IG de 30) et les petits pois (IG de 35) aux frites (IG de 95) et à la purée (IG de 80).
Si vous voulez vraiment ces dernières, pensez 20 % de moins que votre ration habituelle (lire encadré page 81) ou, mieux, faites moitié-moitié avec des légumes.

◆ **Tentez de vous passer de pain**
car, dans les cafétérias, il s'agit souvent de pain blanc, raffiné, sans grand intérêt nutritionnel, et à l'IG élevé.

◆ **Du côté des desserts**
Privilégiez les végétaux : fruits frais (si possible), salades de fruits (sans remplir sa coupelle de jus, car la majorité des salades de fruits proposées à la cafétéria sont au sirop), ou encore compotes (même si, elles aussi, sont généralement sucrées).

LE BAR A SALADE

Salade verte
◆ Apport calorique extra faible, bonne source de fibres, aliment satiétant.
15 kcal/100 g.

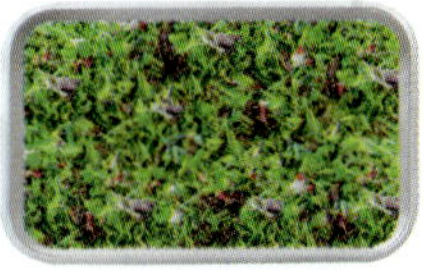

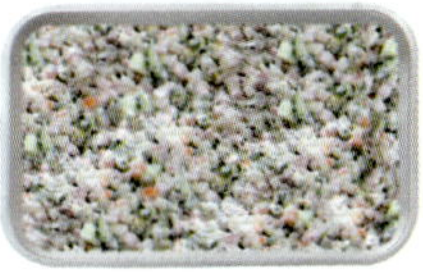

Macédoine de légumes
◆ Gustativement bof, mais OK sur le plan nutritionnel.
110 kcal/100 g.

Maïs
◆ Céréale avec 18 % de glucides (contre en moyenne 3 % pour les crudités).
105 kcal/100 g.

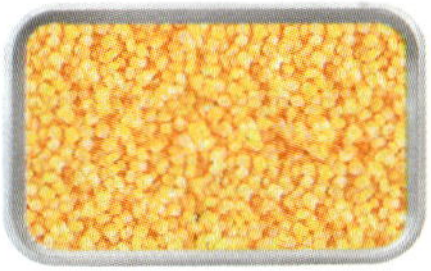

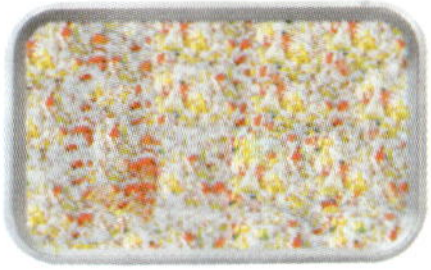

Salade de riz
◆ Beaucoup de glucides pour généralement peu de légumes. Bof bof…
130 kcal/100 g.

Betterave
◆ De bons antioxydants, des vitamines C et B9. Sucré mais léger. Une bonne entrée.
44 kcal/100 g.

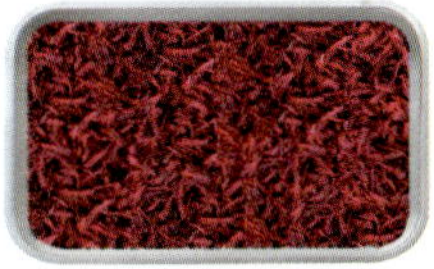

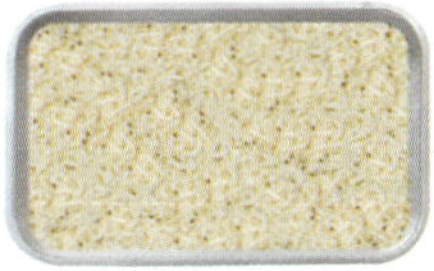

Céleri rémoulade
◆ Du céleri rave cru baignant dans une mayonnaise de qualité inconnue.
110 kcal/100 g.

Taboulé
◆ Des glucides, peu de légumes. La version libanaise est nettement mieux.
175 kcal/100 g.

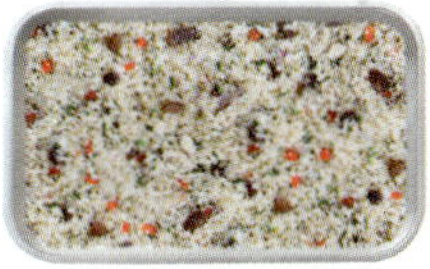

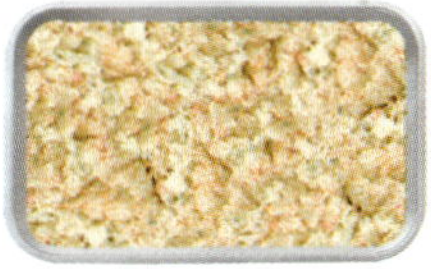

Salade piémontaise
◆ Beaucoup de mayonnaise pour très peu de légumes.
125 kcal/100 g.

OUI

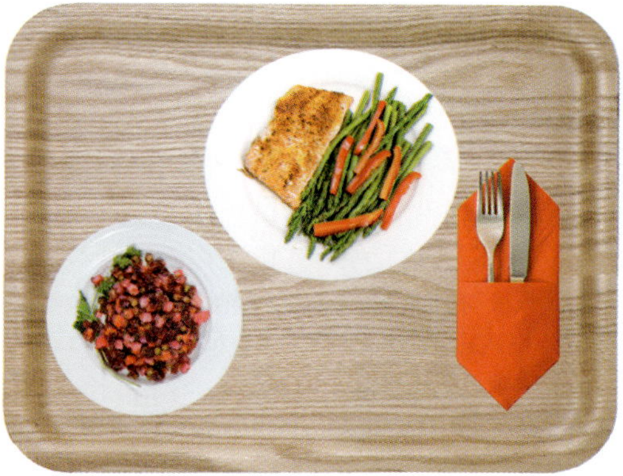

Salade betteraves, tomates, pois chiches
Dos de saumon, haricots verts, poivrons

- Quelques légumineuses dans la salade qui ont un faible impact sur la glycémie (IG des pois chiches = 30).
- Une grande variété de légumes qui assurent un apport conséquent en fibres et en antioxydants.
- 10 g de lipides en plus que dans le plateau de droite mais des lipides de bonne qualité. Ce sont eux qui amènent l'essentiel des calories. Le saumon en fournit les deux tiers (sous forme d'oméga-3 et notamment d'EPA et DHA indispensables au fonctionnement du cerveau) et l'huile qui assaisonne les crudités contribue au tiers restant.
- Beaucoup de fibres (environ 10 g).

- Cal : 540
- Prot : 31 g
- Glu : 25 g
- Lip : 35 g

Salade de riz
Poulet rôti, purée, petits pois
Yaourt aux fruits

- Par rapport au plateau de gauche, un peu plus de calories et de protéines mais beaucoup plus de glucides. Ces derniers sont fournis principalement par la salade de riz, la purée et le yaourt.
- Problème : l'IG du riz et celui de la purée sont élevés ce qui va avoir pour conséquence de perturber fortement votre glycémie (coup de barre assuré dans l'après-midi et augmentation du risque de diabète !).
- Environ 5 g de fibres au total, soit deux fois moins qu'à gauche.

- Cal : 683
- Prot : 40 g
- Glu : 68 g
- Lip : 25 g

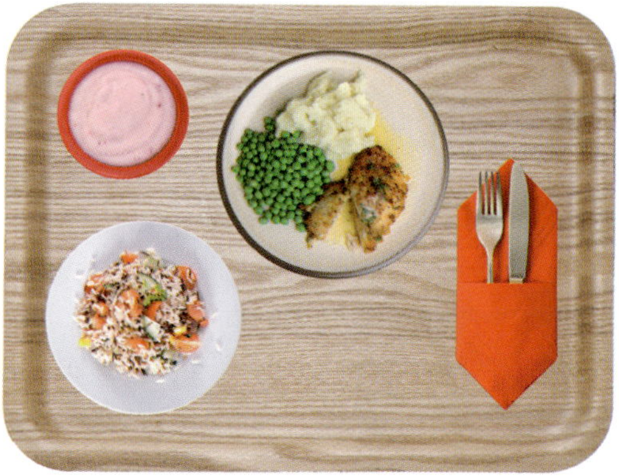

NON

On mange chinois ou chez moi ?

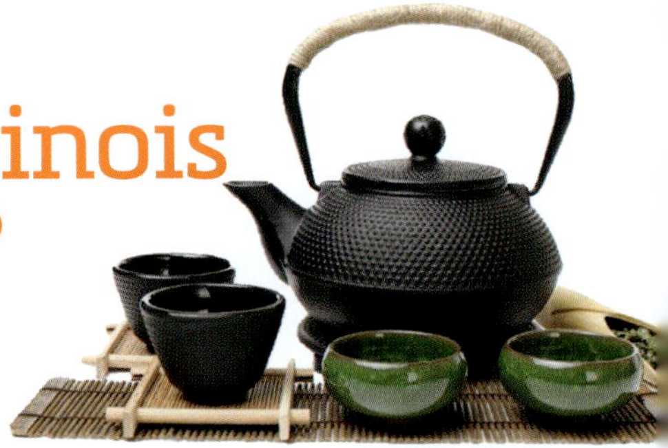

Avec des prix défiant toute concurrence et une cuisine aromatique sucrée-salée, les restaurants chinois et asiatiques sont imbattables si on recherche un peu d'exotisme pour pas trop cher.

◆◆◆ La restauration asiatique, représentée par les restaurants ou traiteurs chinois, s'est installée en France depuis une bonne vingtaine d'années. On estime à près de 10 000 le nombre de restaurants asiatiques en France. Initialement, ce type de restauration était plutôt servi à table, mais il existe aujourd'hui de plus en plus de traiteurs asiatiques qui proposent aussi un service de restauration à emporter.

De nouveaux concepts se développent depuis quelques années autour de la nourriture asiatique, tels que le wok, qui séduit par son mode de cuisson jugé plus sain par les consommateurs, et par la restitution assez spectaculaire du plat, quand la préparation a lieu devant le client. Autour de ce concept, la liste des enseignes de restauration rapide ne cesse de s'agrandir.

Le restaurant chinois sert-il de la vraie cuisine chinoise ?

Ce qui nous est proposé dans les restaurants chinois en France est bien différent de la véritable cuisine chinoise. En Chine, la « trilogie » entrée-plat-dessert n'existe pas. Tous les plats sont en effet placés au centre de la table, et chaque convive pioche avec ses baguettes dans des plats partagés. Seul le bol de riz est un plat personnel. Et la tradition veut qu'on termine son repas par un bouillon. Lors des repas de fête, le nombre de plats doit être supérieur au nombre d'invités. Pour le Nouvel An chinois par exemple, on sert des raviolis, déclinés parfois en plus de 100 recettes différentes sur la table !

Dans nos restaurants chinois, les plats sont standardisés. Bœuf, porc, poulet et canard sont généralement

Le glutamate, faux coupable ?

Le glutamate est un additif (E621) qui permet de rehausser la saveur des aliments. Il est retrouvé dans de nombreux produits asiatiques (chips de crevettes, sauces, beignets, etc.) et utilisé également pour cuisiner. Cet additif est accusé de détruire les neurones, de provoquer des crises d'asthme et d'être responsable du fameux « syndrome du restaurant chinois », une réaction violente qui survient dans la demi-heure qui suit un repas (inflammation de la peau, maux de tête, nausées, douleurs thoraciques). Mais à ce jour, aucune étude ne prouve une relation claire entre le glutamate et cette réaction. Une chose est sûre : des chercheurs thaïlandais ont montré que plus on consomme de glutamate, plus on a de risque d'être en surpoids. Alors, mythe ou réalité ?

Des nouilles pour tous les goûts

Il existe de nombreuses variétés de nouilles asiatiques, dont les 4 principales sont : les nouilles de blé, blanches ou jaunes, qu'on trouve dans les soupes ; les nouilles ou vermicelles de riz, qu'on retrouve dans les rouleaux de printemps ; les nouilles de farine de haricots mungo, transparentes, qu'on retrouve dans les nems ; les nouilles de sarrasin (soba), de couleur brune, qu'on retrouve surtout dans la cuisine japonaise.

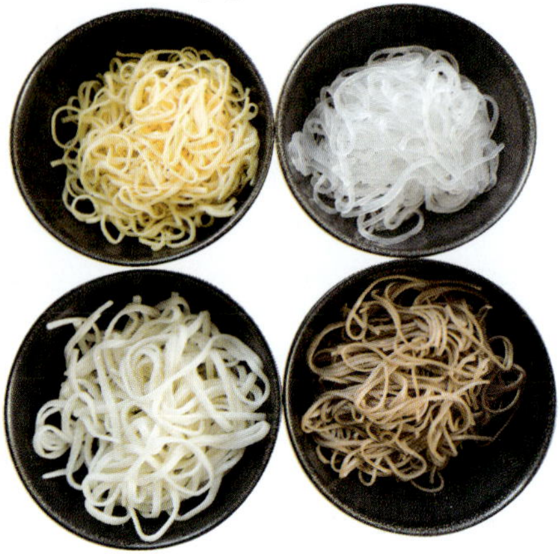

tous déclinés autour des mêmes recettes : « aux champignons noirs », « sauce piquante », « caramélisé », « à l'ananas »... Parmi l'ensemble des viandes et volailles des restaurants chinois, seul le canard est proposé « laqué », c'est-à-dire traditionnellement rôti avec du miel. De plus, parmi l'ensemble des plats qui nous sont proposés en France, bon nombre ne sont pas d'origine chinoise, mais d'origine vietnamienne, comme les nems, thaïlandaise, comme les sauces curry-lait de coco, ou encore indienne, avec les samossas.

Que trouve-t-on au restaurant asiatique ?

- Des salades composées (carottes râpées, germes de soja, concombre, pousses de bambou, laitue, agrémentées de poulet ou de crevettes...).
- Des beignets (nems, samossas cuisinés avec de la viande, des légumes, des vermicelles) et des rouleaux de printemps (vermicelles de riz, salade et crevettes).

DES NEMS À LA LOUPE

Nems au porc maison

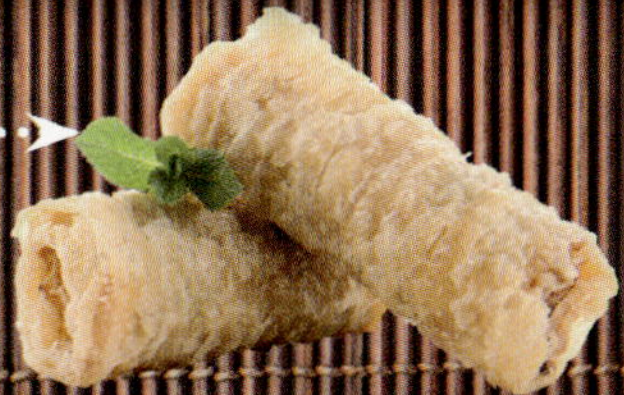

Farce : porc (60%), oignon, champignons noirs, carottes, germes de haricot mungo, vermicelles de riz (5 à 10 %), œufs, ail, sauce nuoc-mâm. Parfois aussi : sucre.
Galette : riz, sel, eau
Huile de friture : coco et/ou palme (Végétaline) ou olive

Nems au porc industriels

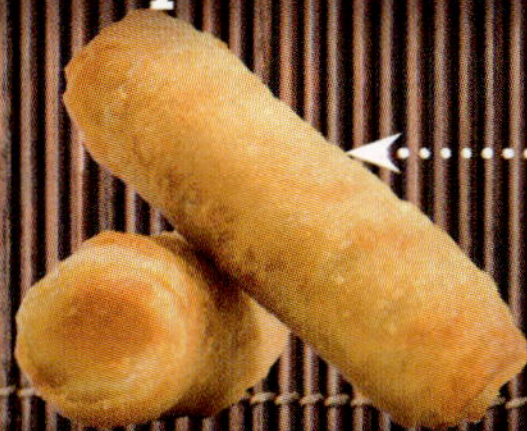

Farce : vermicelles de pois (amidon de pois), porc (25 %), carottes, oignon, protéines de soja, germes de haricot mungo, champignons noirs, farine de blé, arôme naturel.
Galette : farine de riz, sel, eau.
Huile de friture : tournesol

- Des raviolis vapeur de type siu-mai, gyoza ou des brioches vapeur (bouchées à base de viande ou de crustacés, enrobées dans une pâte à base de farine ou de fécule de blé, de tapioca, parfois d'œuf…).
- Des sauces variées qui accompagnent les assortiments vapeur et les nems.
- Des épices et des aromates (coriandre, gingembre, curcuma, ail…).
- Des plats de bœuf, porc, poulet, crevette ou poisson en sauce, épicés, avec ou sans légumes, avec ou sans vermicelles.
- Des accompagnements divers : riz nature ou cantonais, légumes sautés.

- De la viande ou du poisson cuits au wok (grande poêle creuse permettant une cuisson rapide à haute température) avec des légumes.
- Des bo bun : plat contenant des vermicelles de riz, du bœuf, de la salade, des nems coupés en morceaux.
- Des soupes pho : bouillon avec de la viande émincée, des nouilles de blé ou de riz, des herbes aromatiques.
- Des desserts : beignets, nougats, fruits confits, fruits au sirop.

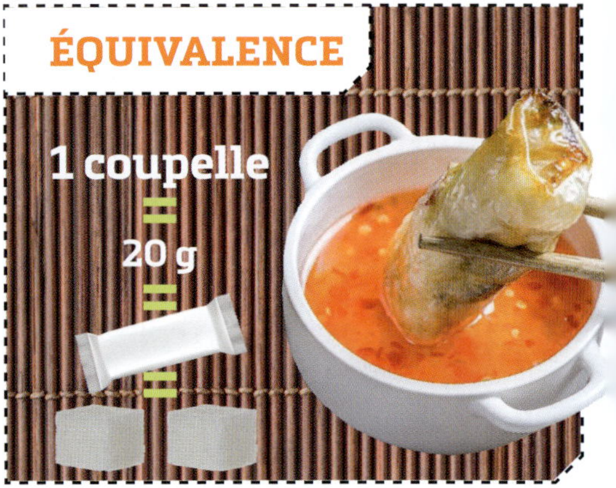

Il y a quoi dans cette sauce ?

La sauce pour nem et rouleaux de printemps

Orange, un peu gélatineuse, avec de petits morceaux de je-ne-sais-quoi en suspension… Mais que contient cette drôle de sauce servie avec les nems ? Du sucre en premier ingrédient, de l'eau en second, du piment rouge (16 %), du navet et de la carotte, un régulateur d'acidité (l'acide acétique E260 que contient naturellement le vinaigre), un épaississant (amidon modifié E1422), de l'ail, du sel et un gélifiant (la gomme xanthane E415, sécrétée par une bactérie). Cette sauce contient entre 45 % et 60 % de sucre !

Le nuoc-mâm

Il est obtenu à partir du pressage de poissons conservés dans le sel, puis fermentés en fûts. Il est utilisé comme du sel. Traditionnellement, il était préparé à base d'une macération de têtes et d'intestins de maquereaux, sardines, anchois et plantes aromatiques dans le sel. Bon appétit !

La sauce piment

Véritable ketchup asiatique, la sauce sriracha contient des piments, du vinaigre, de l'ail, du sucre et du sel + divers ingrédients, plus ou moins naturels : l'E260 (l'acide acétique du vinaigre), l'E270 (l'acide lactique retrouvé dans le yaourt), l'E202 (le sorbate de potassium, un conservateur chimique susceptible de provoquer des allergies), l'E296 (l'acide malique, une substance naturellement trouvée dans les fruits, qui empêche l'oxydation), l'E330 (l'acide citrique du citron), l'E415 (la gomme xanthane).

La sauce soja

Fabriquée à partir de graines de soja et parfois aussi de blé, ensemencées avec un champignon puis saumurées et fermentées. La marque Kikkoman, répandue en Europe, utilise ce procédé traditionnel. Mais toutes les marques ne le font pas, et ajoutent parfois du sel, des exhausteurs de goût (glutamate), du colorant (caramel) et/ou du sorbate de potassium.

Nutritionnellement, la cuisine chinoise ça donne quoi ?

Peu de graisse, peut-être... mais une overdose de glucides !

Entre les accompagnements à base de riz, les plats à base de vermicelles de riz, de blé ou de soja, les feuilles de riz utilisées pour envelopper nems, samossas et rouleaux de printemps, les raviolis vapeur, les plats en sauce pleins d'épaississants et de sucre, les desserts au caramel, les fruits au sirop et les pâtisseries à base de riz gluant, la quantité de glucides à IG élevé lors d'un repas asiatique peut atteindre des sommets. Et qui dit glucides en excès, dit coup de barre à 15 heures et prise de poids assurée ! (lire page 26).

Beaucoup de produits frits

Nems, samossas, beignets de crevettes, nouilles sautées, beignets de fruits, fruits flambés... apportent, en plus d'une quantité conséquente de graisses non identifiées, une bonne dose de produits de glycation défavorables à la santé.

◆ Probablement beaucoup de produits industriels déjà prêts

Vu les prix souvent ultraconcurrentiels des menus et le goût et l'aspect uniformes des nems, beignets de crevettes et riz cantonais, il est fort à parier que le recours aux plats tout prêts (avec leur lot d'additifs, de mauvaises graisses et de sel) est monnaie courante dans les restaurants asiatiques.

◆ Mais aussi des points positifs !

Un choix de soupes qui calent (elles remplissent l'estomac et aident ainsi à mieux réguler son appétit et à freiner la gourmandise). Des épices ou des herbes intéressantes pour leurs effets antioxydants et anti-inflammatoires.

Des salades de crudités, des légumes/champignons/pousses de bambous sautés, parfois même des fruits frais (mangue, ananas…) intéressants pour leur densité nutritionnelle.

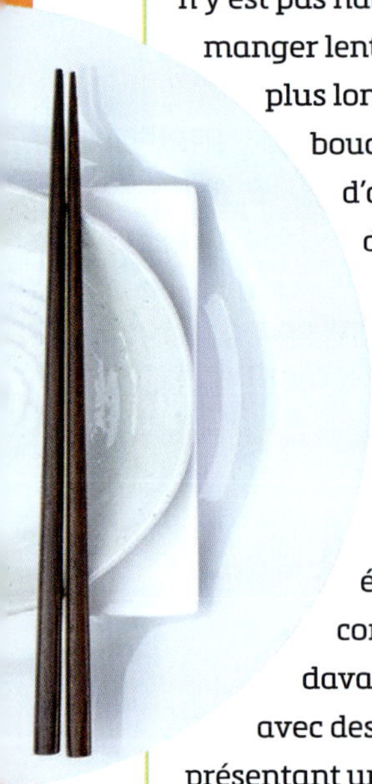

L'effet amincissant des baguettes

Si vous cherchez à perdre du poids, mangez avec des baguettes. Lorsqu'on n'y est pas habitué, ceci oblige à manger lentement et à mâcher plus longuement et par petites bouchées, ce qui permet d'arriver plus vite à satiété, de profiter davantage du goût des aliments, et ainsi d'améliorer la digestion. Une étude menée dans différents self-services chinois aux États-Unis a mis en évidence que les clients de corpulence normale avaient davantage tendance à manger avec des baguettes que les clients présentant une surcharge pondérale, qui eux, utilisaient préférentiellement les couverts. Alors, au restaurant chinois, à vos baguettes !

Gare aux buffets « à volonté »

Prix attractifs, variété, abondance… Les buffets à volonté séduisent. Pourtant, ce type de restauration est dangereux, puisqu'il pousse à manger davantage. Deux raisons à cela :

Plus c'est varié, plus on a envie de manger.

Une étude menée à l'université d'État de Pennsylvanie a montré que lorsqu'on a le choix entre trois yaourts de parfums différents, on mange plus (+ 25 % en moyenne) que si un seul type de yaourt est proposé. Il semblerait que lorsqu'ils sont confrontés à un seul et même stimulus, nos sens finissent par devenir insensibles (en l'occurrence à la fraise). À l'inverse, si nous alternons entre yaourt à la fraise et yaourt à la vanille, là, nos papilles reprennent du service, et nous mangeons davantage.

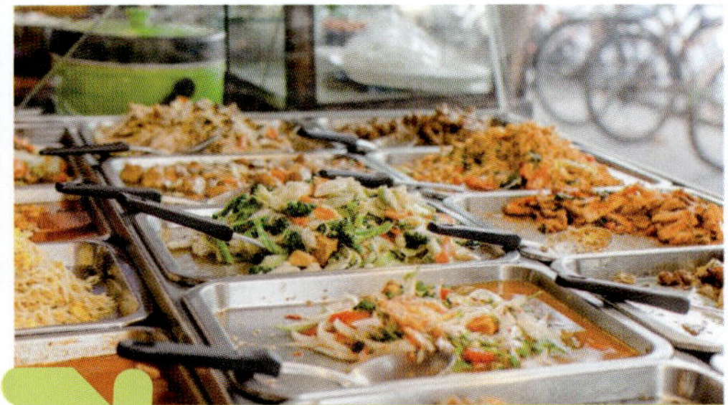

Les buffets à volonté, une illusion de bonne affaire par rapport aux restaurants traditionnels

Nous ne mémorisons pas facilement et précisément ce que nous avons avalé.

Si nous pouvions voir tout ce que nous avons déjà avalé, nous mangerions probablement moins. Mais la traçabilité des aliments sur la table est impossible. Une fois les aliments avalés, il n'en reste aucune preuve. Or, dans les restaurants chinois offrant un buffet « à volonté », vous remarquerez que les assiettes sont débarrassées de la table très régulièrement. Assiette vide et table propre signifient « se resservir et manger plus ».

LES ACCOMPAGNEMENTS AU CRIBLE

Nouilles aux légumes

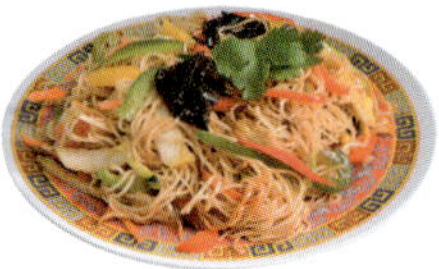

◆ Des champignons noirs, du chou, des poivrons, des carottes, des germes de soja + des vermicelles + de la sauce soja et/ou nuoc-mâm. C'est franchement pas mal, en tout cas mieux que le riz cantonais industriel ou le riz nature.

Riz cantonais

◆ La recette traditionnelle est plus intéressante que le riz nature : riz, dés de jambon, petits pois, œufs, sauce soja. La version industrielle – hélas plus fréquente – est catastrophique : lactose, épaississants, jambon de piètre qualité, sucres divers…

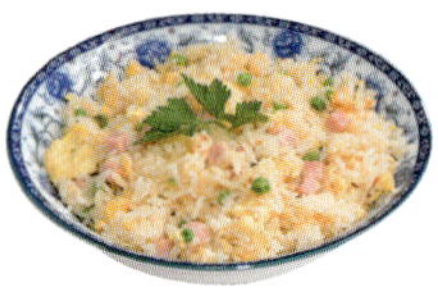

Légumes sautés au wok

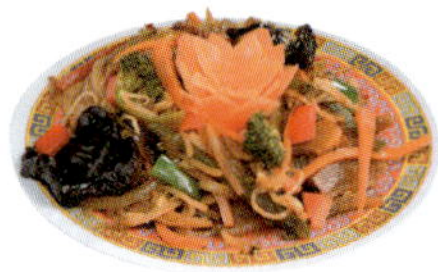

◆ Le plus sain des accompagnements. Des légumes saisis rapidement à feu vif avec peu de matières grasses, ce qui permet de conserver tous les précieux nutriments (vitamines et minéraux). À consommer croquants.

Riz blanc

◆ Le riz servi dans les restaurants chinois est un riz blanc dont l'amidon est particulièrement riche en amylopectine (81 %) qui, du fait de sa conformation, est très rapidement ingérée. Du coup, l'IG de ce type de riz est élevé (70).

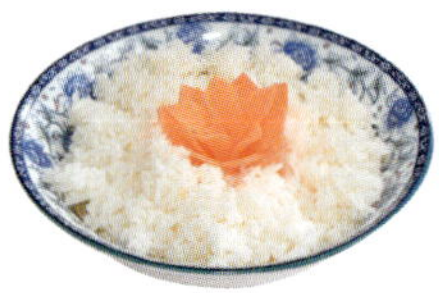

FAITES LE BON CHOIX

◆ **Veillez à toujours avoir au moins une salade ou un plat contenant beaucoup de légumes**
dans votre menu.

◆ **Limitez la consommation de sauces**
Elles contiennent quasi systématiquement du sucre. Demandez, quand c'est possible, à ce que la sauce de votre plat soit servie à part.

◆ **Faites attention aux tailles des portions**
Elles ont tendance à être excessives pour le riz et les nouilles. Essayez de ne manger que la moitié du riz. Et complétez par des légumes sautés au wok.

◆ **Si vous souhaitez terminer par un dessert**
La coupe de litchis au sirop est l'un des meilleurs choix : 120 kcal (moins si vous laissez le jus), ce qui est peu, comparativement aux autres desserts proposés.

◆ **Si vous parvenez à vous passer de dessert**
Optez pour un thé parfumé non sucré qui vous permettra d'atteindre votre niveau de satiété, sans apport supplémentaire en calories.

◆ **Adoptez les principes du « savoir manger » de la diététique chinoise traditionnelle**
Ne manger que lorsqu'on a faim, manger lentement, se concentrer sur son repas (saveurs, odeurs, couleurs...), manger avec modération, manger dans la détente et la bonne humeur, avoir toujours du plaisir à manger.

OUI

Les entrées

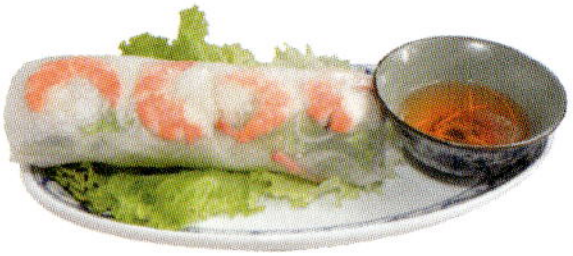

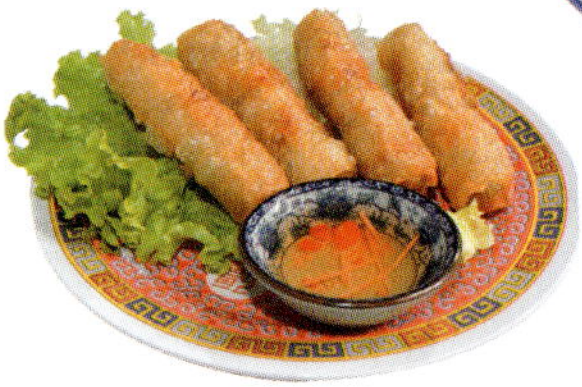

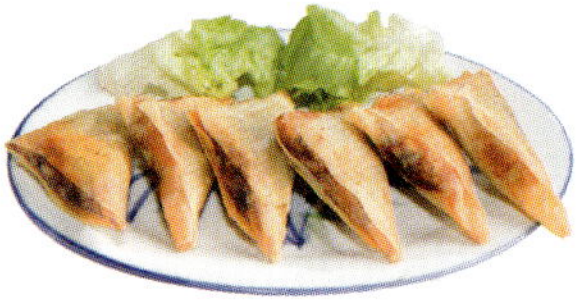

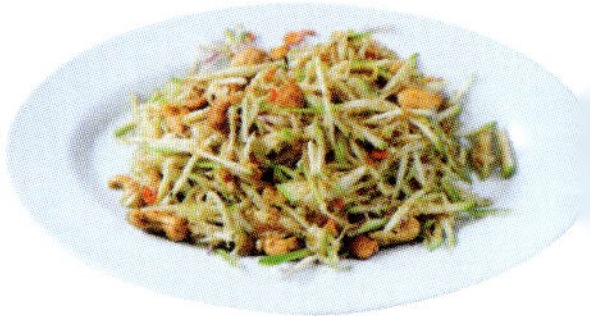

Rouleau de printemps

- Un bon rouleau de printemps, c'est beaucoup de salade, de carottes et de crevettes pour le moins possible de vermicelles de riz (IG élevé).
- Attention à la sauce dans laquelle vous le trempez : elle est généralement très sucrée !

- Cal : 114
- Prot : 5.2 g
- Glu : 18.7 g
- Lip : 2 g

Nems

- OK si le serveur est capable de vous assurer que les nems du restaurant sont cuisinés maison :
- avec une majorité de viande, de légumes et de nouilles
- sans épaississant.

- Cal : 318
- Prot : 11.8 g
- Glu : 26.7 g
- Lip : 18.2 g

Samossas

- Comme pour les nems, si ces samossas contiennent de la viande et des légumes en majorité, alors c'est tout à fait acceptable.
- La présence d'épices (curcuma, curry, coriandre) est un plus en raison de leurs propriétés antioxydantes.

- Cal : 212
- Prot : 6.4 g
- Glu : 19.9 g
- Lip : 11.9 g

La salade vietnamienne

- Du chou, des carottes, du poivron, du céleri, des oignons et des pousses de bambous, de l'ail, du piment... De quoi faire le plein de vitamines et de minéraux.
- Tant pis si la sauce est très sucrée.

- Cal : 83
- Prot : 9.9 g
- Glu : 8.5 g
- Lip : 1 g

Raviolis vapeur

- Le plus : ils sont cuits à la vapeur, ce qui préserve les nutriments des ingrédients.
- Le moins : cette cuisson vapeur favorise la gélatinisation de l'enveloppe, d'où un IG vraiment trop élevé.

- Cal : 168
- Prot : 7.6 g
- Glu : 21.5 g
- Lip : 5.8 g

Beignets crevettes-crabe

- Un enrobage à base de farine de riz et d'amidon de tapioca ou de pommes de terre qui confèrent à ces beignets un IG vraiment élevé.
- Une forte teneur en sucre pour seulement 10 à 20 % de chair animale. Définitivement non.

- Cal : 271
- Prot : 6.9 g
- Glu : 26.5 g
- Lip : 15.3 g

Brochettes vietnamiennes

- Des petites brochettes d'échine de porc, certes marinées, ce qui diminue la formation de composés toxiques, mais servies avec une sauce au caramel vraiment trop sucrée. On laisse...

- Cal : 258
- Prot : 32 g
- Glu : 10.6 g
- Lip : 9.8 g

Banh Bao (brioche vapeur à la viande)

- Un cœur protéiné (œuf, poitrine de porc), des champignons, du persil, des oignons, ça démarrait bien.
- Malheureusement, la volumineuse enveloppe de farine de riz gélatinise lors de la cuisson à la vapeur et va donner une CG trop importante.

- Cal : 234
- Prot : 12.3 g
- Glu : 41 g
- Lip : 2.3 g

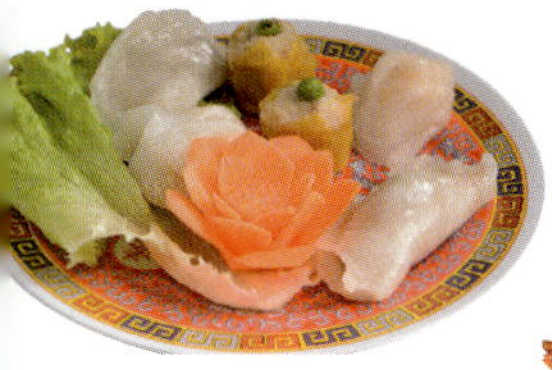

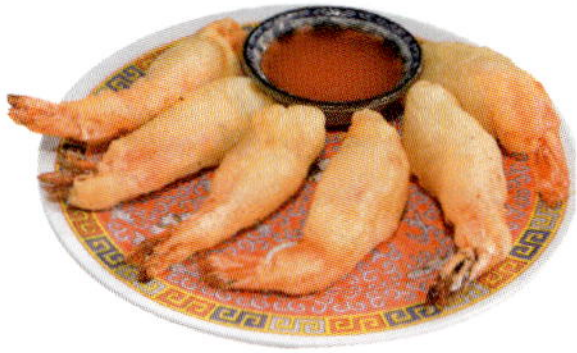

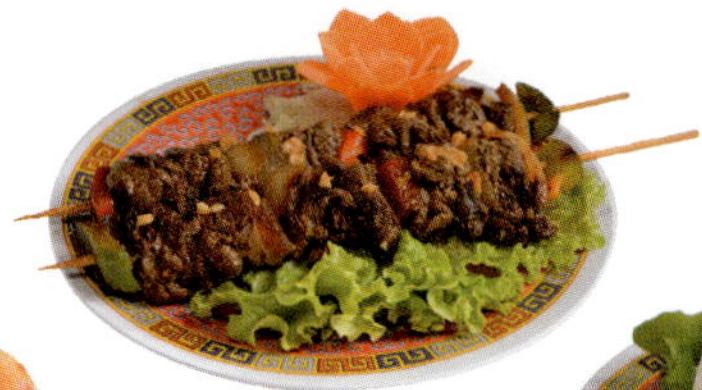

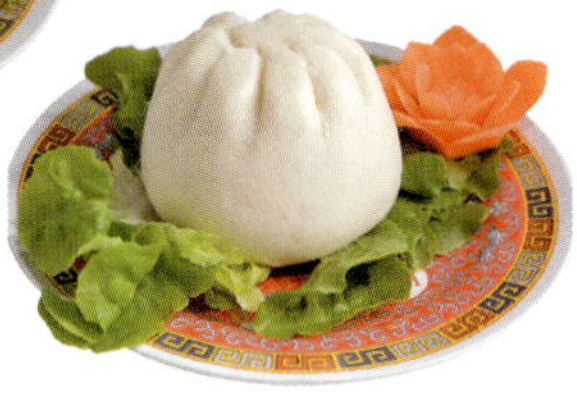

NON

Les plats

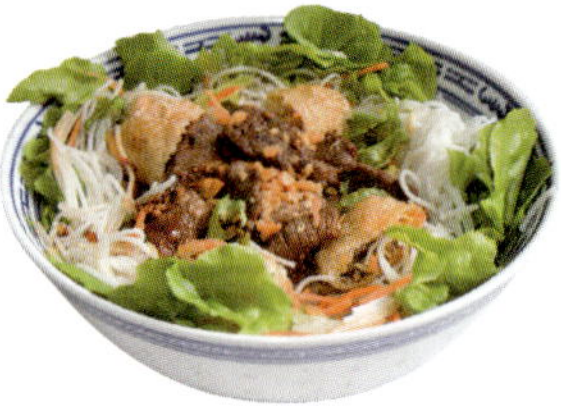

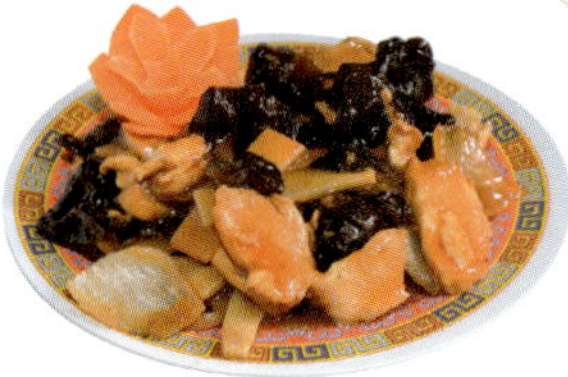

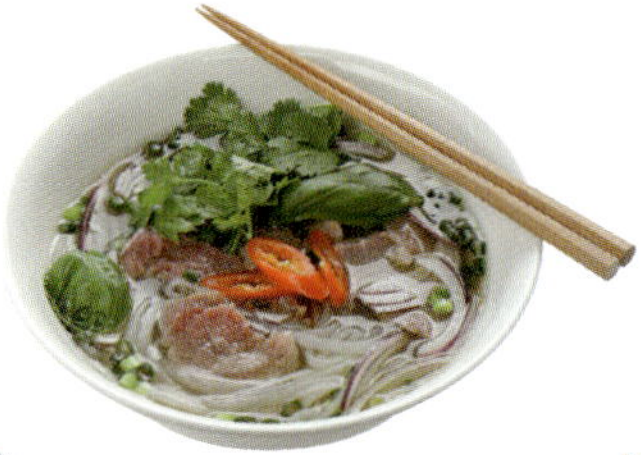

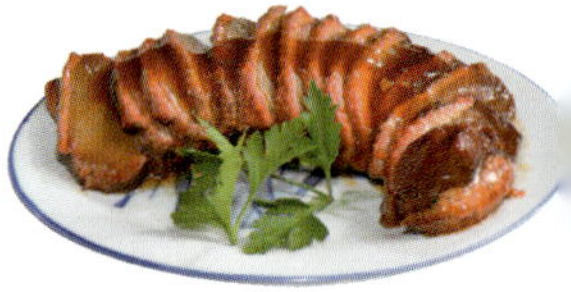

Bo Bun

- Excepté les nems, on sait à peu près ce que l'on mange avec un bo bun :
  - des crudités,
  - des vermicelles,
  - du bœuf sauté
  - des feuilles fraîches (menthe, coriandre...),
  - des rondelles de piment,
  - des cacahuètes grillées.

- Cal : 357
- Prot : 17 g
- Glu : 51.5 g
- Lip : 9.3 g

Poulet aux champignons

- L'une des préparations qui contient le moins de sucres : en moyenne, moins de 5 %.
- Les champignons noirs et les pousses de bambou augmentent la densité nutritionnelle du plat, sans en augmenter la densité énergétique.
- L'une des préparations les moins caloriques (environ 130 kcal/100 g).

- Cal : 320
- Prot : 16.5 g
- Glu : 39 .3 g
- Lip : 10.5 g

Soupes Pho

- De la viande cuite à l'eau (donc pas de composés de Maillard), des pâtes de blé, un bouillon goûteux, une touche de fraîcheur grâce aux herbes fraîches, au citron et aux pousses de soja
- Des saveurs qui s'équilibrent et se complètent parfaitement pour une vraie bonne soupe qui cale bien !

- Cal : 182
- Prot : 13.3 g
- Glu : 17.8 g
- Lip : 6.3 g

Canard laqué

- La plus forte proportion de protéines (autour de 20 %).
- Pas mal de graisses (10 %), mais de bonne qualité (comme celles de l'huile d'olive).
- On s'abstiendra de consommer la sauce qui accompagne car elle est vraiment trop sucrée.

- Cal : 530
- Prot : 57.5 g
- Glu : 0 g
- Lip : 33.3 g

Poulet à l'ananas

- Une sauce à base de sucre en poudre, d'ananas au sirop, de jus d'ananas concentré et éventuellement d'amidons modifiés qui ne sera pas bonne pour vos bourrelets.
- Et l'ananas ne pourra rien y faire, ce n'est malheureusement pas un « brûleur de graisses » !

- Cal : 403
- Prot : 26.8 g
- Glu : 46.8 g
- Lip : 11.5 g

Porc au caramel

- Encore beaucoup de sucre dans la sauce, sous forme de sucre, sirop de glucose-fructose, farines, dextrose de blé, amidons modifiés...
- Une teneur en lipides parmi les plus élevées, du fait de la viande de porc.

- Cal : 355
- Prot : 30.5 g
- Glu : 28.8 g
- Lip : 12.8 g

Bœuf sauce Satay

- L'une des préparations les plus grasses et trop peu légumes.
- Si vous prenez du riz avec, votre repas manquera cruellement de fibres, vitamines et minéraux.
- Passez votre chemin.

- Cal : 632
- Prot : 32.5 g
- Glu : 30 g
- Lip : 42.5 g

Porc aigre-doux

- Jusqu'à 30 % de glucides !
- Cet excès de sucre provient d'ingrédients aussi divers que le ketchup, le jus d'ananas ou de poire, le sucre, la prune ou la sauce Worcestershire !

- Cal : 465
- Prot : 30.5 g
- Glu : 51.8 g
- Lip : 15 g

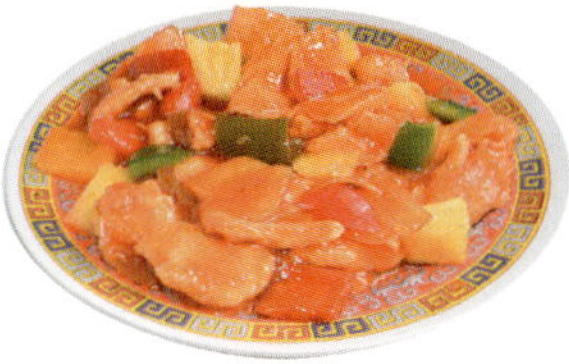

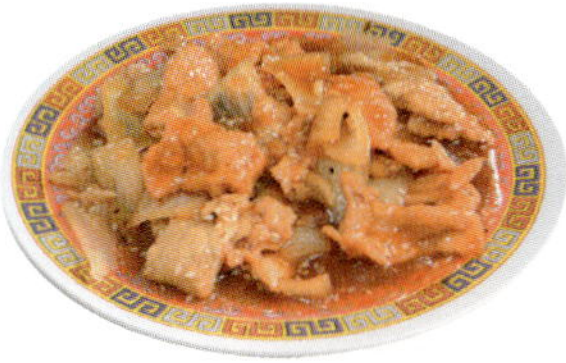

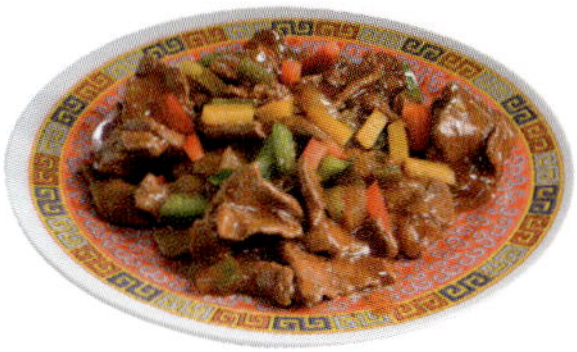

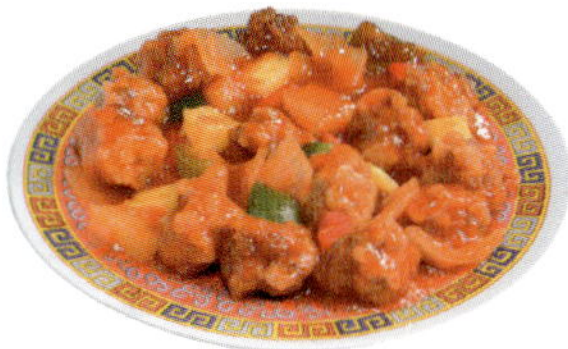

NON

OUI

Les desserts

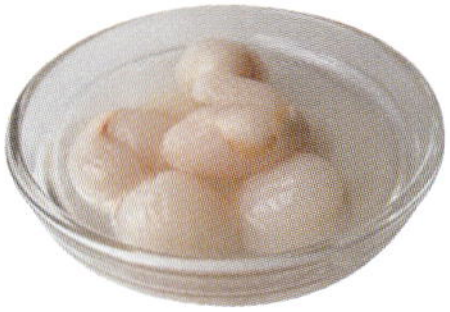

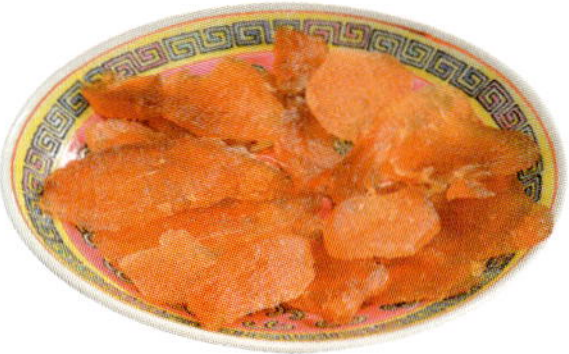

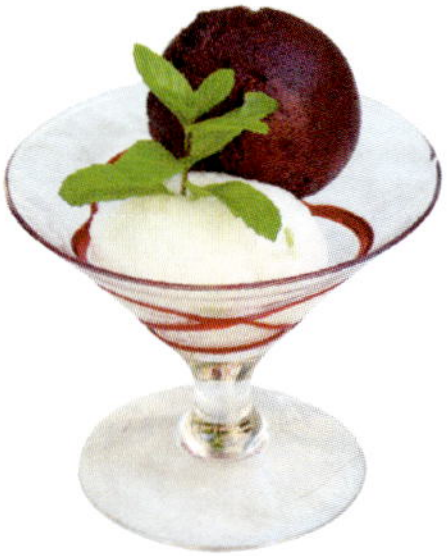

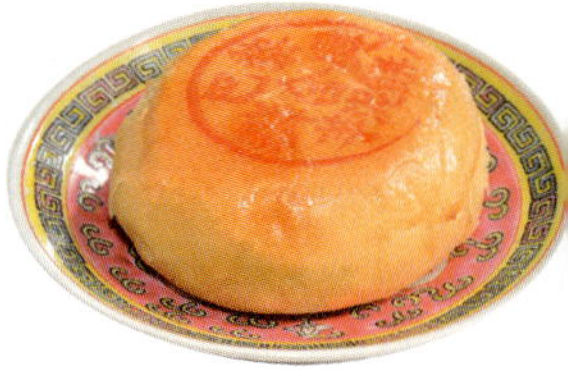

Litchis au sirop

- Un dessert léger, peu sucré et donc peu calorique.
- Beaucoup d'eau, un peu de vitamine C, quelques fibres et minéraux.
- L'idéal si vous veillez à votre ligne est d'enlever le sirop.

- Cal : 115
- Prot : 1 g
- Glu : 27 g
- Lip : 0.3 g

Gingembre confit

- Même si c'est très sucré, le gingembre confit est un produit simple : racine de gingembre, sucre, eau.
- Quelques petits cubes en fin de repas pour rester sur une note poivrée...

- Cal : 68
- Prot : 0.1 g
- Glu : 17.4 g
- Lip : 0 g

Sorbet

- Une meilleure qualité que les crèmes glacées : moins d'additifs et moins de calories.
- Les fruits apportent des fibres et des vitamines... s'ils sont présents en quantité suffisante (plus de 40 %).

- Cal : 95
- Prot : < 0.5 g
- Glu : 23 g
- Lip : < 0.5 g

Gâteau à la pâte de soja

- À part le colorant rouge sur l'enveloppe qu'il vaudra mieux retirer (E124 ou rouge cochenille), rien de bien méchant dans ces petits gâteaux : de la pâte de soja pour 50 %, du sucre, de l'huile de colza, de la farine et un arôme.
- Ça passe...

- Cal : 304
- Prot : 18 g
- Glu : 33.9 g
- Lip : 10.8 g

Nougat mou chinois

- Beaucoup de sucre, de la maïzena (un épaississant à IG élevé), des composés nocifs issus de la caramélisation (Maillard).
- Rabattez-vous plutôt sur les litchis.

- Cal : 322
- Prot : 2.5 g
- Glu : 59 g
- Lip : 8.4 g

Perles de coco

- Une enveloppe à base de riz gluant, ce qui est pire que du sucre pur, avec une huile de nature inconnue.
- Même si la pâte de haricot mungo à l'intérieur n'est pas trop sucrée, cela reste une petite bombe pour votre glycémie et donc pour votre ligne.

- Cal : 260
- Prot : 4.2 g
- Glu : 33.5 g
- Lip : 12.1 g

Beignets aux pommes

- Parmi les ingrédients entrant dans la pâte à beignet « tempura », on trouve de la farine de blé et/ou de la farine de riz, de la fécule de maïs ou de pomme de terre, de la levure, du sucre, certains additifs et parfois... du glutamate.
- Pas très intéressant...

- Cal : 305
- Prot : 4.8 g
- Glu : 31 g
- Lip : 18 g

Gâteau à la crème de soja et à la banane

- Du sucre en premier ingrédient, de la farine de riz gluant connue pour augmenter la glycémie, des additifs chimiques : arômes, colorants et conservateurs.
- Il y a mieux.

- Cal : 266
- Prot : 10 g
- Glu : 46.4 g
- Lip : 4.5 g

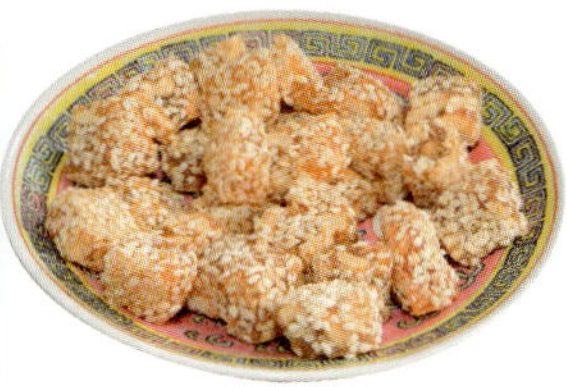

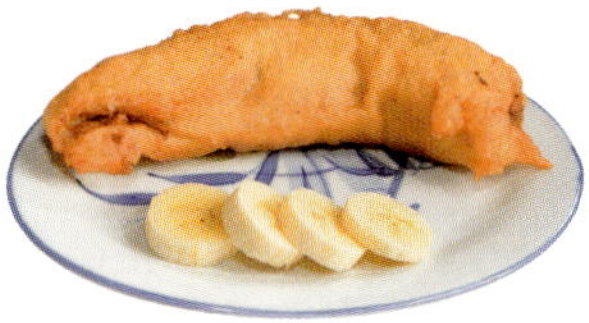

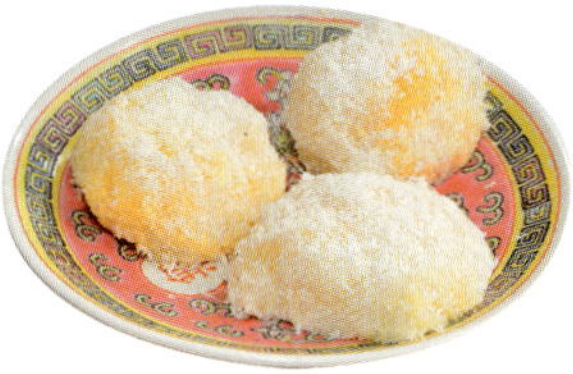

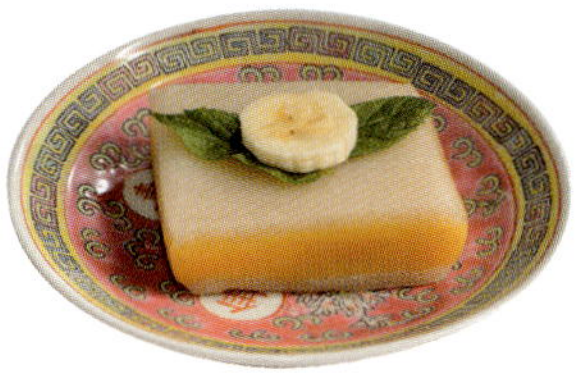

NON

« Moi, j'adoooore les sushis ! »...

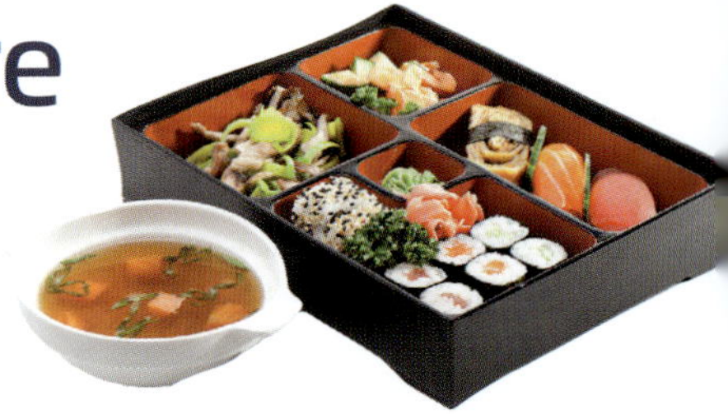

Si les Japonais détiennent des records de longévité, c'est en partie grâce à leur alimentation. Manger des sushis, des makis et des sashimis suffirait donc à tirer tous les bénéfices de la tradition japonaise ? Voyons tout ça de plus près.

◆◆◆ La restauration japonaise a connu un incroyable essor depuis le début des années 2000, et on dénombre aujourd'hui 1 600 restaurants de sushis dans l'Hexagone. Ces restaurants japonais se concentrent surtout en Ile-de-France (66 %) mais attirent de plus en plus d'investisseurs et de consommateurs en province. En région parisienne, le nombre de points de vente a été multiplié par 3 en 10 ans. Avec 70 restaurants en France, Sushi Shop est le leader incontesté du marché. D'autres grandes marques sont également connues dans le monde du sushi, notamment les chaînes Planet Sushi, Eat Sushi, O'Sushi ou encore Sushi West.

Qu'est-ce qui séduit dans les sushis ?

La France est la plus grande consommatrice européenne de sushis. La culture japonaise évoque généralement la quiétude et le bien-être, et la cuisine japonaise, dans son raffinement, apparaît comme un art. Certaines chaînes n'hésitent d'ailleurs pas à s'associer avec des chefs étoilés (Cyril Lignac, Thierry Marx ou encore Joël Robuchon pour Sushi Shop par exemple) afin de « sublimer » cette cuisine. Cette dernière a l'image d'une alimentation saine, naturelle (à base de produits bruts), bénéfique pour la santé (avec des produits ultrafrais et une grande variété d'aliments) et équilibrée. Le Japon compte aussi une densité exceptionnelle de centenaires.

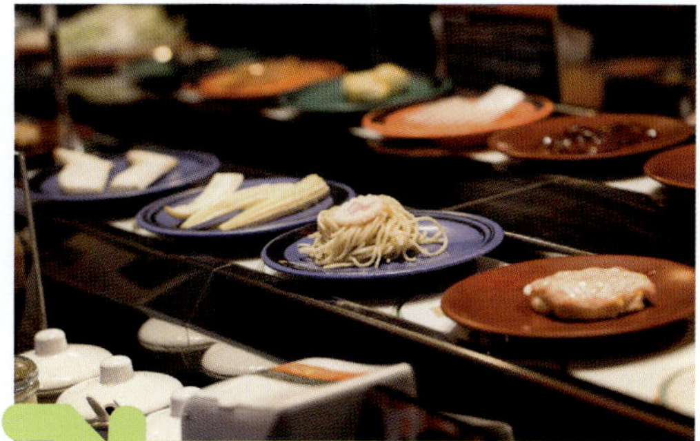

Les bars à sushis sont en plein essor en Ile-de-France comme en province

La taille minimaliste des plats, les petites contenances, les aliments présentés sous forme de petites bouchées donnent au repas une image de frugalité. La cuisine japonaise apparaît donc comme « diététique », proche de celle des habitants d'Okinawa, une île de l'archipel du Japon qui connaît le plus grand nombre de centenaires de la planète, et dont on attribue la longévité, en grande partie, à l'alimentation. La nourriture japonaise séduit donc plutôt une clientèle soucieuse des bienfaits nutritionnels de son alimentation.

Celle qui est servie en France est très éloignée de la cuisine traditionnelle japonaise (lire encadré page suivante) : très grande diversité de recettes avec des

Zoom sur le repas traditionnel japonais

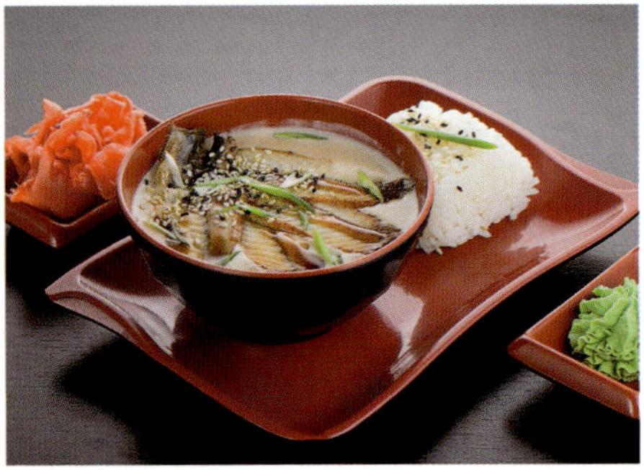

Le plateau alimentaire japonais est basé sur la formule « ichi ju san sai », c'est-à-dire une soupe de miso (pâte de soja fermenté, lire page 113) + un bol de riz cuit à l'eau + trois plats d'accompagnement composés de légumes divers (carotte, radis, chou, racines de taro...), de poisson cru et d'algues. Au Japon, les sushis ne sont servis que très occasionnellement. On est donc bien loin de la classique « lunch box 6 makis, 4 sushis, 3 rolls » !

sushis déclinés de mille et une façons : sushis sucrés-salés, saumon-kiwi, sushis sucrés au Nutella, à la banane, ajout d'ingrédients divers et variés tels que fromage frais, tapenade... Cependant elle apparaît comme une bonne alternative au fast-food ou pizzas – les consommateurs de sushis ayant bien évidemment meilleure conscience à manger du poisson cru que du poisson pané dans un burger !

Le sushi n'est pas un produit de consommation répétitive, puisque le client se rend dans un point de vente moins d'une fois par mois. Les freins à la consommation sont le prix, le doute que peut avoir le consommateur sur la fraîcheur des produits et aussi l'inappétence pour le poisson cru. Des considérations éthiques liées à la menace qui pèse aujourd'hui sur certaines espèces de poissons en voie de disparition peuvent aussi influencer la consommation. Mais brochettes de bœuf, soupes à base de poulet et autres plats à base de tofu sont là pour convaincre les plus récalcitrants.

Le riz

Les plats japonais, dont les sushis et les makis, sont confectionnés à partir d'un riz particulier : le riz gluant connu pour être rapidement digéré, donc rapidement transformé en molécules de glucose et donc particulièrement susceptible de perturber le taux de sucre dans le sang (glycémie). Or qui dit augmentation rapide et intense de la glycémie, dit prise de poids et augmentation du risque de diabète ! Comment expliquer cette particularité du riz gluant ?

DIFFÉRENTS RIZ ET MODES DE CUISSON	IG
Riz gluant cuit à la vapeur	98
Riz blanc cuit	81
Riz complet cuit 25 min dans un excès d'eau	72
Riz blanc basmati cuit dans l'eau	58
Riz complet cuit à la vapeur	50

Tous les riz ne se valent pas, tant du point de vue de la qualité culinaire et organoleptique, que de leur valeur nutritionnelle. Le riz est essentiellement constitué d'amidon qui se présente sous deux formes : l'amylose et l'amylopectine. Plus un riz est riche en amylopectine, plus il est gluant, et plus son IG est élevé. Au contraire, plus il est riche en amylose, plus il est ferme après la cuisson, et plus son IG est bas.

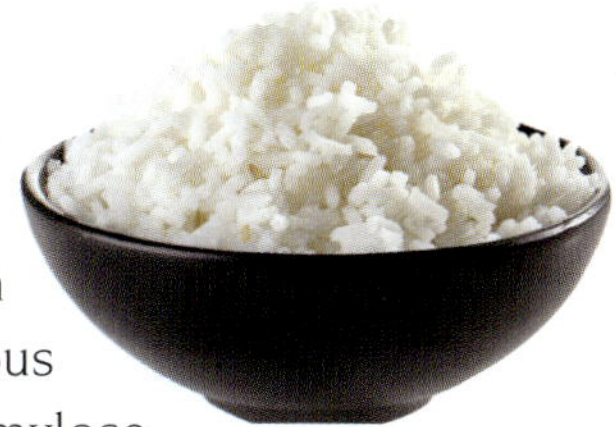

Au-delà de la teneur en amylopectine, l'autre facteur majeur qui détermine l'IG d'un aliment est la gélatinisation de l'amidon. Cette gélatinisation s'obtient lorsque l'amidon est cuit en présence d'eau. Plus la cuisson de l'aliment en présence d'eau est longue, plus l'amidon va se gélatiniser. Or, plus l'amidon est gélatinisé, plus il sera facilement transformé en glucose par les sucs digestifs.

Le riz gluant a un IG de 90, proche de celui du glucose pur parce que l'amidon du riz des sushis est très riche en amylopectine et qu'il présente un degré de gélatinisation élevé.

Le poisson

Parce qu'il apporte de bonnes graisses (les fameux oméga-3), presque autant de protéines que la viande pour moins de calories, parce que c'est une bonne source de zinc, sélénium, magnésium et calcium (surtout dans les arêtes) mais aussi de vitamines D, A, E, B1 et B3, le poisson est le grand gagnant des régimes santé et minceur. Attention : les poissons utilisés dans les restaurants japonais sont cependant souvent riches en métaux lourds (lire ci-contre).

Surimi : peut-on encore parler de poisson ?

Avec deux fois moins de protéines que le poisson, et trois fois plus de glucides, le surimi n'est pas à considérer comme un aliment protidique à part entière, mais davantage comme un féculent, l'un des ingrédients principaux entrant dans sa composition étant... la fécule de pomme de terre ou de blé ! Dans certaines recettes, on y trouve même du sucre !

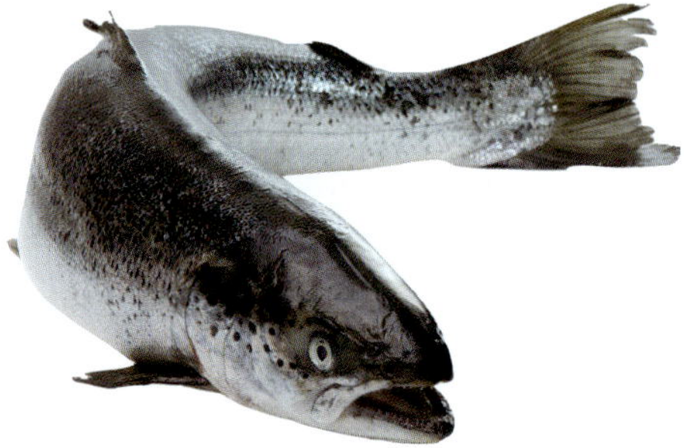

Pourquoi privilégier les poissons gras (saumon, thon, maquereau...) ?

Parce qu'ils apportent davantage d'oméga-3 que les poissons maigres. Et parce que contrairement aux oméga-3 végétaux (acide alpha-linolénique, ALA, de l'huile de colza ou de noix par exemple), les oméga-3 du poisson, et des animaux en général (acide eïcosapentaénoïque, EPA, et docosahexaénoïque, DHA), sont utilisés immédiatement par l'organisme, sans transformation préalable. Ils fluidifient le sang, régulent le rythme cardiaque, freinent l'inflammation et donc protègent des maladies cardiovasculaires. Ils auraient également un effet antidépresseur.

Pourquoi se méfier des poissons prédateurs ?

Parce qu'ils contiennent davantage de mercure. Ce métal lourd, présent dans les océans – et dans la chair des poissons – est susceptible, quand il est consommé à trop haute dose, d'avoir des effets toxiques sur le développement du cerveau des fœtus (pendant la grossesse) et d'augmenter le risque de maladies cardiovasculaires et de diabète. Le mercure s'accumule tout au long de la chaîne alimentaire, ce qui fait que les poissons carnassiers situés en bout de chaîne (daurade, espadon, marlin, thon, lotte, raie) présentent les taux les plus importants.

Pourquoi éviter les espèces qui se raréfient ?

Parce que 80 % des stocks de poissons sont surexploités ou à la limite de la surexploitation. La consommation mondiale de poisson a en effet doublé en 50 ans passant de 10 kg par personne et par an en 1960 à 19 kg en 2012.

Alors quels poissons pour mon sushi ?

Du sushi à la maison ?

Prudence si vous faites vos propres sushis avec du poisson frais ! En effet, des parasites sont présents dans de nombreuses espèces de poissons comme le saumon, le thon, les sardines, les anchois, la morue, le merlu, le maquereau... Ils peuvent provoquer des parasitoses graves du tube digestif. Pour les éliminer, il faut cuire le poisson pendant 10 minutes à 60°C au moins, ou le congeler 24 heures à -20°C.

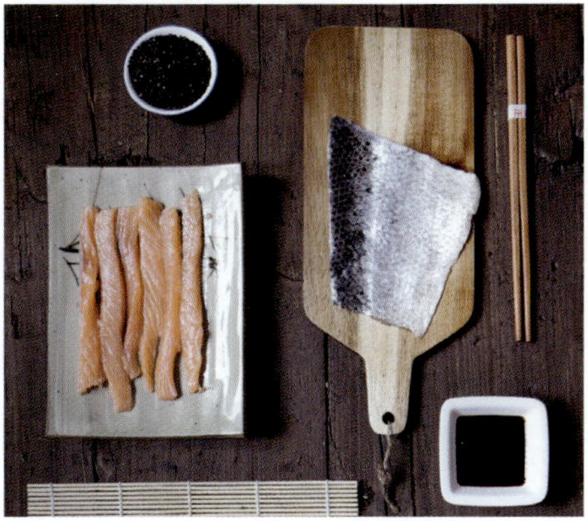

	NOM JAPONAIS	NOM FRANÇAIS	OMÉGA-3	MERCURE	ECO-RESPONSABLE
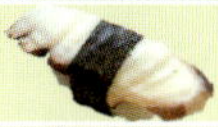	Tako	Poulpe	Mauvais	Correct	Mauvais
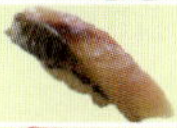	Saba	Maquereau	Très bien	Très bien	Très bien
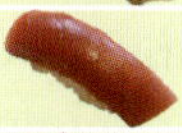	Hon Maguro	Thon rouge	Très bien	Pas très bon	Mauvais
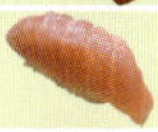	Toro	Thon rouge (ventre)	Très bien	Pas très bon	Mauvais
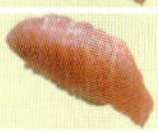	Shiro Maguro	Thon albacore	Très bien	Correct	Très bien
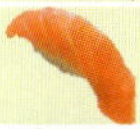	Sake (Shake)	Saumon	Très bien	Très bien	Correct
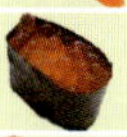	Ikura	Œufs de saumon	Très bien	Très bien	Très bien
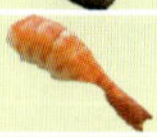	Ebi	Crevette	Correct	Très bien	Correct
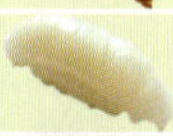	Ika	Calmar	Correct	Très bien	Correct
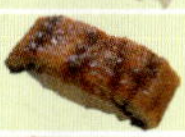	Unagi	Anguille japonaise	Correct	Pas très bon	Mauvais
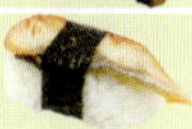	Anago	Anguille	Correct	Pas très bon	Mauvais
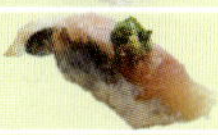	Aji	Chinchard	Très bien	Pas très bon	Correct
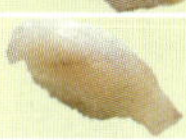	Hirame	Flet	Pas très bon	Très bien	Correct

● Mauvais ● Pas très bon ● Correct ● Très bien

Les algues

Au Japon, on estime que les algues représentent 10 % de la ration alimentaire des habitants. Les fameux centenaires d'Okinawa en sont de gros consommateurs. Les algues présentent en effet de nombreuses qualités nutritionnelles. Dans les restaurants japonais en France, l'offre de légumes étant peu diversifiée, les plats contenant des algues méritent d'être privilégiés. Les algues sont peu caloriques et riches en protéines.

Elles ont une densité nutritionnelle élevée. Elles contiennent de nombreux antioxydants (dont la fucoxanthine et la phycoérythrine, qui n'existent nulle part ailleurs). Elles ont une excellente teneur en fibres (jusqu'à 8 %).

LES ALGUES TRADITIONNELLES

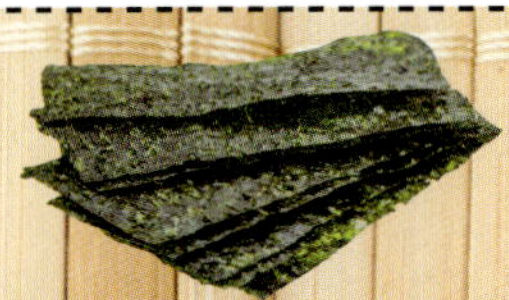

Le nori est une feuille extra fine séchée devenue l'ingrédient emblématique de la cuisine japonaise en Europe. Les feuilles de nori sont surtout présentes dans les recettes de maki.

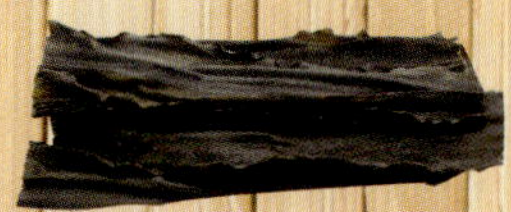

Le kombu est une algue marine brun foncé, utilisée dans des fonds de bouillons et dans certaines soupes (la soupe miso en particulier).

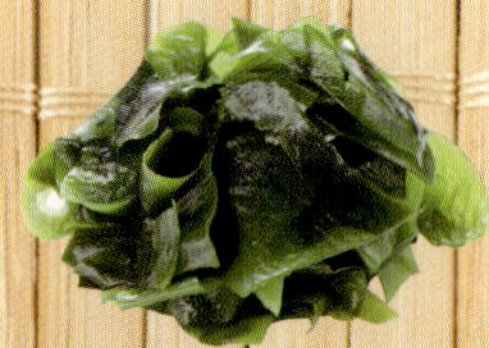

Le wakamé. Une salade de wakamé (environ 60 g) apporte 30 % des apports journaliers recommandés en vitamine B9.

Quelques ingrédients typiquement japonais à la loupe

LES PRODUITS À BASE DE SOJA

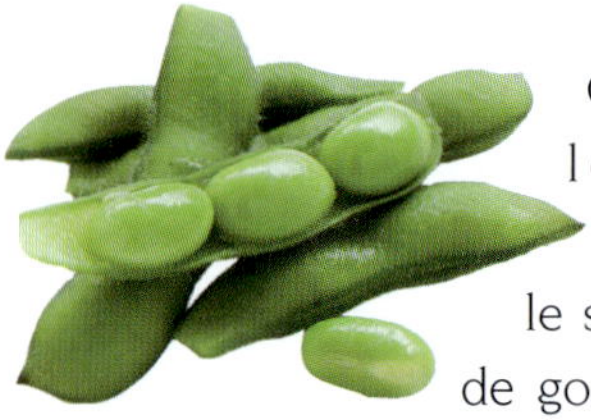

Comme toutes les légumineuses dont il fait partie, le soja est constitué de gousse remplies de graines comestibles contenant 20 % d'huile (contenant une majorité d'oméga-6 et d'oméga-3) et 40 % de protéines de plutôt bonne qualité (proches de celle de la viande). Ces fèves contiennent également des isoflavones (les fameux phytoœstrogènes), des substances ayant des effets proches de ceux des œstrogènes, et que l'on utilise pour leurs effets hypocholestérolémiant, contre les symptômes de la ménopause, pour diminuer le risque d'ostéoporose chez la femme ménopausée et pour prévenir certains cancers tels que le cancer du sein. Les isoflavones de soja seraient en effet capables d'induire l'apoptose, c'est-à-dire le « suicide » sélectif des cellules cancéreuses tout en épargnant les cellules saines.

Avec le soja, on fabrique plusieurs ingrédients clés de la cuisine traditionnelle japonaise : tofu, farine de soja, lait de soja, tonyu, huile de soja.

Le lait de soja ou tonyu

Le lait de soja est préparé à partir de graines de soja trempées, dépelliculées, broyées, mélangées à de l'eau, puis cuites. L'ensemble est homogénéisé puis conditionné de manière stérile.

Le tofu

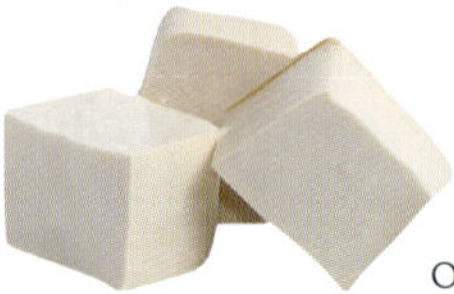

C'est une pâte blanche, molle, légèrement caoutchouteuse, peu odorante et au goût neutre, obtenue en ajoutant un agent coagulant au lait de soja. C'est une composante importante de l'alimentation asiatique, riche en protéines, en magnésium et calcium (voir tableau). Dans les restaurants japonais de France, on le retrouve surtout sous la forme de cubes blancs en suspension dans les soupes. On peut également le consommer « nature » coupé en dés, frit, dans des salades, émietté dans des galettes, en accompagnement de légumes ou de céréales.

COMPOSITION NUTRITIONNELLE	TOFU	VIANDE
Energie (kcal)	120	185
Protéines (g)	11,5	24,6
Glucides (g)	1,6	0
Lipides (g)	7,4	9,7
Magnésium (mg)	134	27,4
Calcium (mg)	80,2	12,4
Fer (mg)	2,9	2,1

Le miso

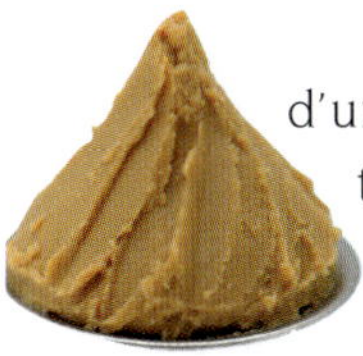

Il se présente sous forme d'une pâte fermentée, à haute teneur en protéines, de goût très prononcé et très salé. Il est élaboré à partir d'une base composée d'eau, de sel, de graines de soja et de ferments, à laquelle sont ajoutés des grains d'orge, de chanvre, de riz, de sarrasin, de blé, de millet ou encore de seigle qui donneront différents types de miso (voir tableau).

Le miso est notamment utilisé dans la confection de soupes qui, au Japon, peuvent être consommées au petit déjeuner, et qui sont souvent servies dans les restaurants japonais de France. Attention, selon les recettes, le miso peut donc être déconseillé aux personnes intolérantes au gluten.

CÉRÉALE(S) UTILISÉE(S)	TYPE DE MISO
Chanvre	taima
Orge	mugi
Orge et blé complet	tsubu
Riz et graines de soja	aka
Riz brun	genmai
Sarrasin	sobamugi
Seigle	hadakamugi
Soja, blé, orge et deux types de millet	gokoku

INCONTOURNABLES CONDIMENTS

Le gari (gingembre vinaigré)

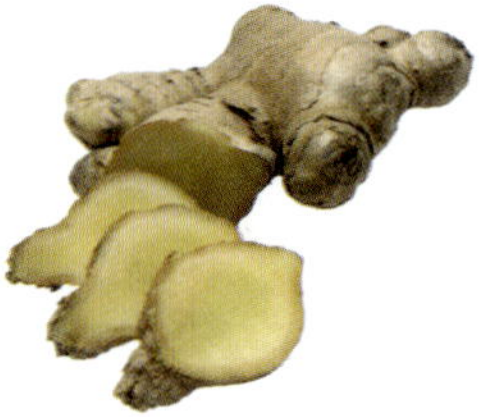

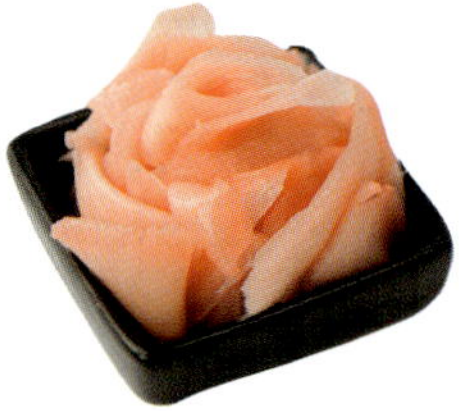

◆ Il est présent sur toutes les tables aux côtés du wasabi et de la sauce soja. La version « maison », traditionnelle, est très simple : gingembre, vinaigre, sucre, sel. La version industrielle (a priori plus fréquente dans les restaurants !) est nettement moins naturelle. On y trouve en effet jusqu'à 10 additifs : colorants, conservateurs, exhausteurs de goût et édulcorants. Mieux vaut donc ne pas en abuser même si, frais, le gingembre est classé parmi les quatorze végétaux les plus antioxydants.

La sauce soja

◆ Elle est fabriquée à partir de la fermentation de graines de soja, de blé et de sel (méfiance donc pour les intolérants au gluten). La seule variété de sauce soja qui ne contient pas de gluten est la sauce tamari, fabriquée uniquement à partir de protéines de soja. Très salé et à la saveur prononcée, cet assaisonnement est utilisé pour relever la saveur des sushis ou pour mariner les viandes et poissons avant grillade. Sucrée, elle est utilisée pour assaisonner les brochettes de poulet ou dans les salades.

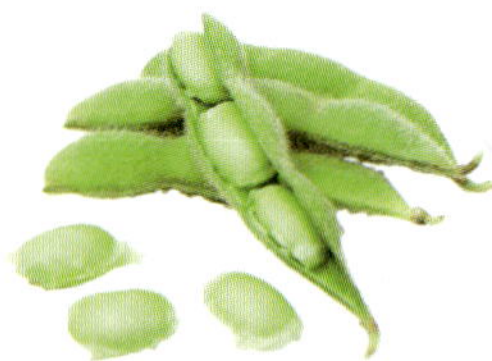

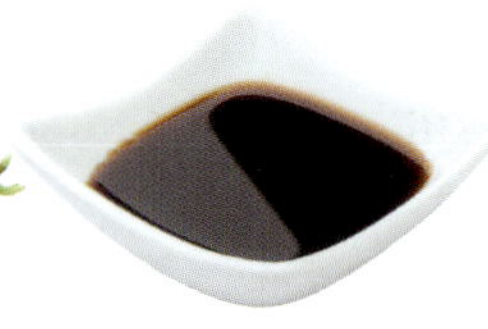

Le su (vinaigre de riz)

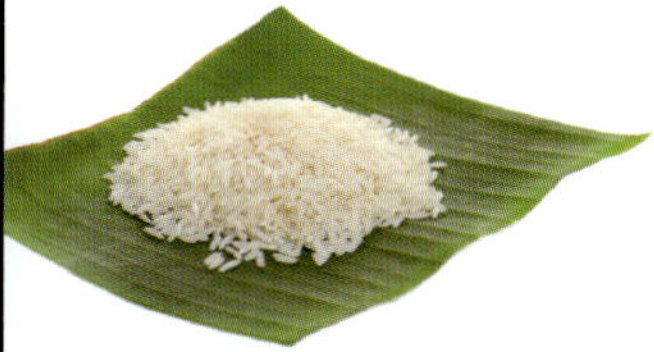

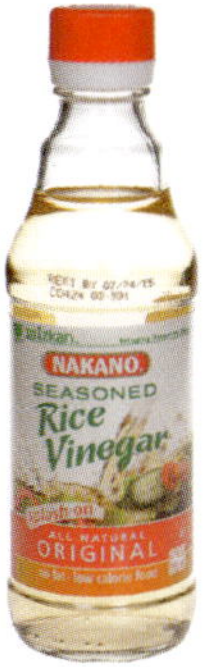

◆ Il est utilisé pour assaisonner le riz des sushis, confectionner les sauces de salades ou faire des marinades. C'est un des vinaigres les moins acides du monde.
Il est obtenu par fermentation de riz ou de vin de riz et peut, selon le type de riz utilisé, être blanc, rouge ou noir. Au Japon, on utilise surtout le vinaigre de riz blanc, doux et peu acide et d'une couleur très claire. Il peut contenir, en plus des ingrédients de base (eau, riz et sel), du maïs, de la farine de blé (donc du gluten) ou encore du sucre.

Le wasabi

◆ Le wasabi est cette pâte verte utilisée pour relever la saveur des sushis, makis et sashimis. Traditionnellement, il est fabriqué à partir d'une plante semi-aquatique originaire du Japon, de la même famille que le raifort, la moutarde ou le chou, que l'on râpe sur une peau de requin. Aujourd'hui, la plupart des wasabis industriels ne contiennent que 1 à 2 % de cette plante, le reste étant constitué de raifort, d'huile, d'épaississants, de colorant vert, d'arômes, etc.

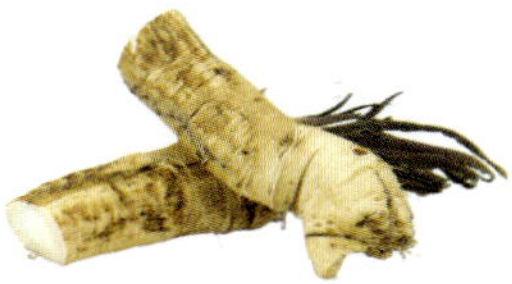

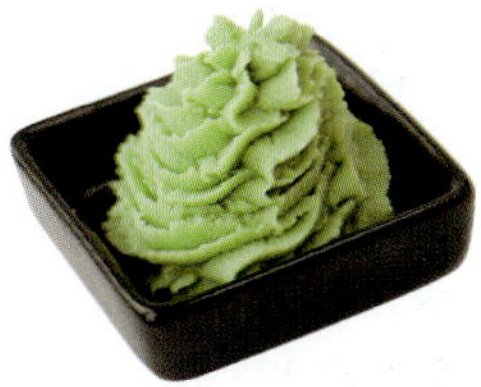

Nutritionnellement, le restaurant japonais, ça donne quoi ?

L'image nutritionnelle a beau être excellente, il y a du bon et du moins bon chez le Japonais.

LE +

Des ingrédients d'excellente qualité : du poisson cru et des fruits de mer qui apportent des protéines et des bonnes graisses, des algues pour faire le plein de nutriments, des salades de crudités (chou, avocat, concombre, carotte), des soupes de miso avec tofu riche en protéines qui calent bien, des salades fruits exotiques frais...

LE –

Beaucoup de riz à IG élevé, des sauces plutôt salées et souvent aussi sucrées, des ingrédients de mauvaise qualité (cream cheese, surimi, mayonnaise) et des desserts très sucrés (cheese cake, maki au Nutella, glaces) qui n'ont rien à faire dans un menu japonais !

ÉQUIVALENCE

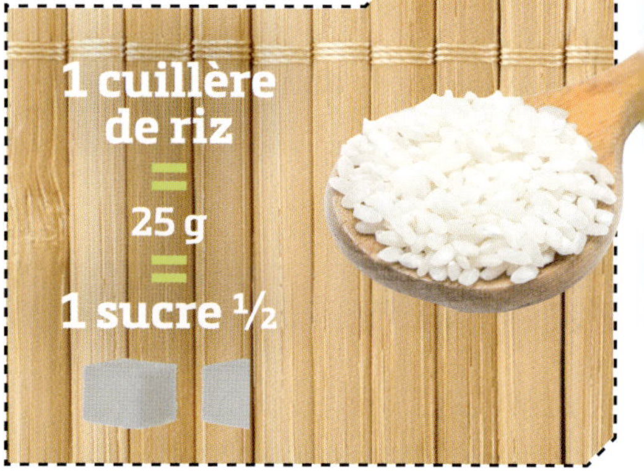

Les yakitoris

Ce sont des brochettes de petite taille (une bouchée), traditionnellement préparées avec du poulet et que les Japonais ont l'habitude de manger en apéritif.

La viande est soit marinée avant cuisson, soit enduite d'un mélange, à base de sauce soja et de sucre, après cuisson.

Les yakitoris servis en France peuvent être préparés aussi avec du bœuf ou du poisson et, pour certains, peuvent contenir du fromage.

FAITES LE BON CHOIX

En entrée
Misez sur les soupes miso et les salades de choux ou de wakamé.

Privilégiez les soupes « ramen »
Elles contiennent des légumes et des algues en plus des pâtes, de la viande et du tofu.

Profitez d'être dans un restaurant japonais pour consommer du poisson cru
plutôt que de la viande ou de la volaille : meilleure teneur en oméga-3, pas de substances cancérogènes.

Du côté des yakitoris
Seulement de temps en temps en raison de la présence de substances cancérogènes. Évitez ceux au fromage.

Privilégiez les sushis riches en poisson,
œufs de poisson, crustacés et légumes/algues (avocat, nori, concombre...) et évitez les plus riches en riz : makis mieux que sushis, et sashimis et shirashis mieux que makis (sans le bol de riz).

Côté sauces
Limitez la consommation de sauce soja (trop salée), de sauce soja sucrée (trop sucrée et encore très salée) et de wasabi (beaucoup d'additifs).

Pour le dessert
Évitez les makis Nutella ou crème pâtissière et les sucreries à base de pâte de riz gluant qui ont une densité énergétique élevée (230 à 330 kcal). Préférez les salades de fruits frais – en enlevant le sirop !

LES ROLLS, MAKIS, SUSHIS

Sushi

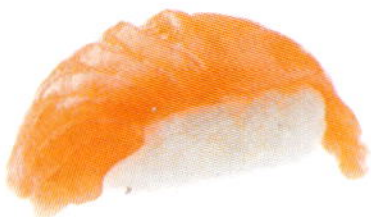

◆ Un des plus simples mais aussi un des plus riches en riz (6 sushis = 8 morceaux de sucre !). À manger avec une salade, un ceviche (poisson mariné), un tartare ou un dessert riche en fruits. Ou encore à panacher avec des bouchées plus riches en légumes et pauvres en riz.

California Roll

◆ Le cœur est généralement constitué d'avocat et d'un produit de la mer (saumon, crabe ou surimi), éventuellement de concombre et la surface est parsemée de graines de sésames. Un bon choix si on cherche à diversifier ses apports en nutriments.

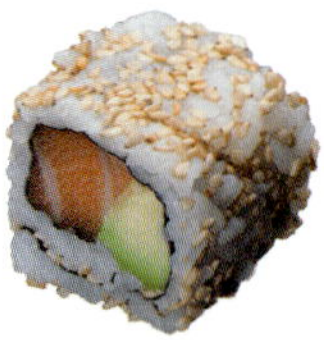

Maki

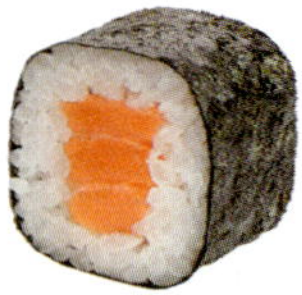

◆ Le petit plus nutritionnel par rapport aux sushi, c'est la présence d'algue nori qui, certes, ne révolutionnera pas votre repas, mais qui apportera son lot d'antioxydants, en plus des oméga-3 du poisson. Un peu mieux que les sushis. Vous pouvez y aller !

Sashimi et Chirashis

◆ On ne peut plus simple ! Sans le riz, c'est 0 glucides (2 fois moins de calories que dans 6 sushis) + des protéines et graisses de qualité. Avec une salade, vous flirtez avec le régime Okinawa ! Si le riz vous tente, n'en mangez que la moitié.

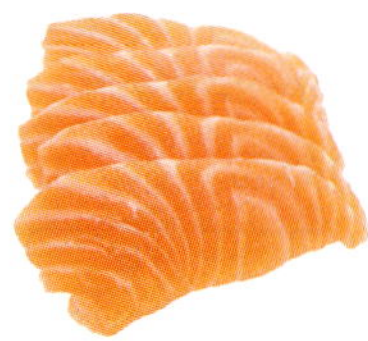

Avocado top saumon (Sushi Shop)

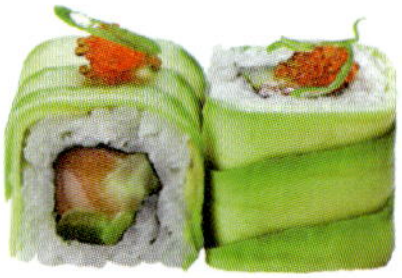

◆ Saumon, avocat, concombre, riz vinaigré, nori : c'est bien. Mayonnaise : dommage ! Pourquoi ajouter une sauce dont la composition et les qualités nutritionnelles sont indéterminées et risquent de plomber ce sushi en calories ?

California chicken caesar (Sushi Shop)

◆ Poulet pané, chips de vitelotte, sauce caesar, parmesan Mais où est le poisson cru ? Où sont les algues ? Une variante du california roll avec des ingrédients très transformés et de mauvaise qualité. On a définitivement quitté le Japon !

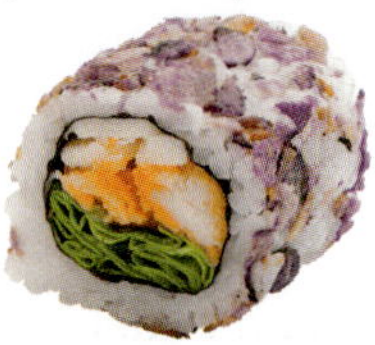

L'italiano (Planet Sushi)

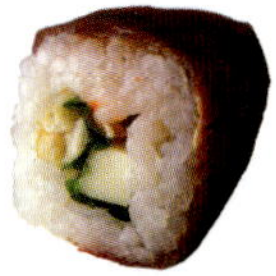

◆ On pourrait à première vue penser que ce sushi va permettre d'allier les bénéfices du régime méditerranéen à ceux de celui d'Okinawa. Il aurait fallu davantage de légumes et moins de fromage, de charcuterie, de produit à base de farine blanche (gressin).

Red slim chicken curry spicy (Planet Sushi)

◆ Beaucoup d'ingrédients qui éloignent ce sushi de la cuisine japonaise. En revanche, à part la mayonnaise, ces ingrédients sont corrects (poulet, salade, concombre, avocat, herbes, épices...) et confèrent un IG bas.

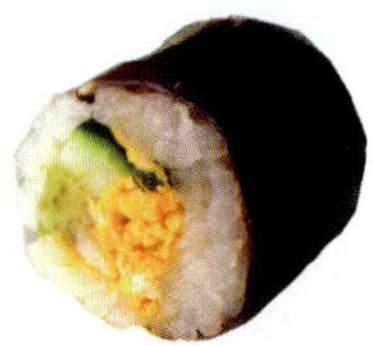

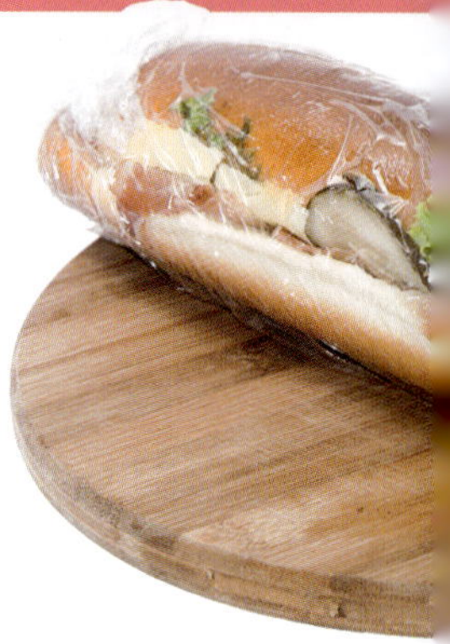

Garçon, un jambon-beurre !

Fini le temps où on avait seulement le choix entre le jambon beurre ou la rosette ! L'offre de sandwichs s'est largement étoffée avec une variété de pains et de garnitures qui permet de répondre à tous les goûts (ou presque !).

◆◆◆ Parce qu'on est de plus en plus pressé, qu'on a de moins en moins de temps à consacrer au repas du midi – en moyenne 25 minutes ! – et que la pause déjeuner sert souvent aujourd'hui à régler des affaires personnelles ou à surfer sur Internet, le sandwich séduit. Rapide et facile à consommer, il ne nécessite pas d'être réfrigéré s'il est mangé assez rapidement et il n'a pas besoin non plus d'être réchauffé, ce qui est pratique quand on travaille par exemple sur un chantier ou si on est en déplacement. Et puis, le sandwich, c'est un repas « petit budget », un aliment économique. Or, désormais, la dépense moyenne à l'heure du repas a tendance à

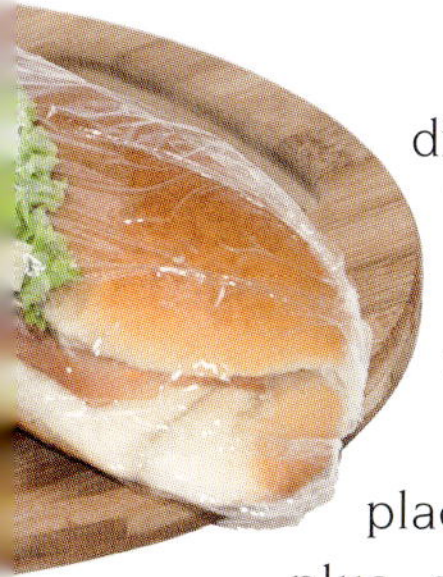

diminuer. Aujourd'hui, le budget moyen du Français qui déjeune à l'extérieur le midi est de 8,60 euros.

Les Français se placent en 3e position des plus gros consommateurs de sandwichs, derrière les Anglais et les Allemands. Encore classiques dans leur choix, ils se tournent près de 2 fois sur 3 vers le sandwich baguette. Le fameux « jambon-beurre » reste le sandwich le plus vendu (il représente 58 % des sandwichs consommés). Mais aujourd'hui le sandwich baguette est sérieusement menacé par le burger. Si en 2000, la France était l'un des rares pays au monde où le sandwich baguette dominait avec 9 sandwichs consommés pour 1 burger, en 2013, on comptait 2 sandwichs consommés pour 1 burger. Pour tenter de mieux coller à la demande et regagner des parts de marché, les marchands de sandwichs diversifient leur offre dans le but de séduire un public plus large.

Les tendances de la sandwicherie

Une montée en gamme :

pour se distinguer du fast-food, les marchands de sandwichs sont de plus en plus nombreux à proposer des produits conçus avec des pains variés plus

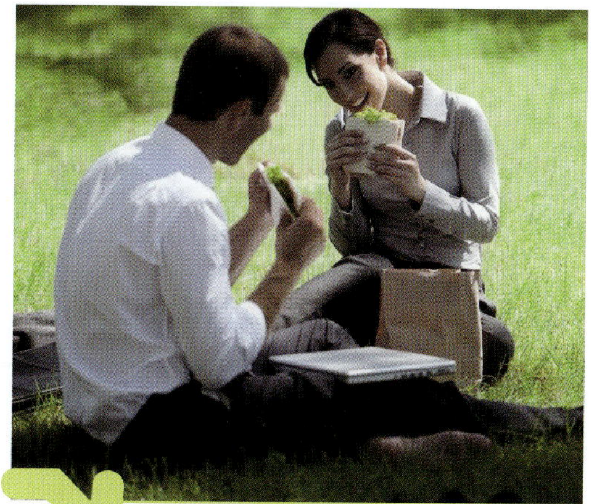

En 2015, 1 Français sur 4 consomme un sandwich pour son déjeuner

Comment les écrans nous font grossir

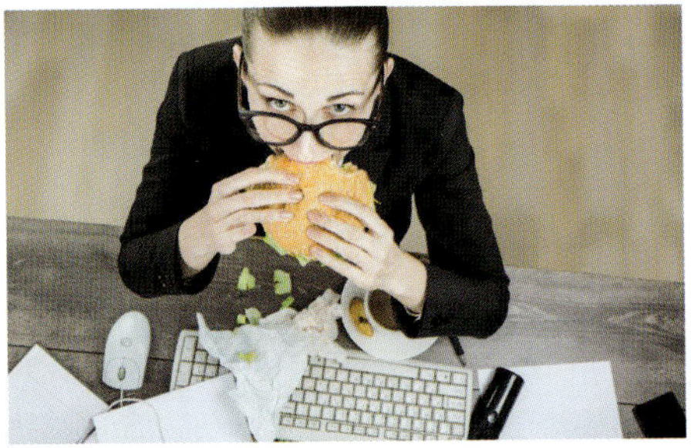

Les yeux sont les premiers organes de la faim. Ils préparent l'estomac, excitent les papilles, stimulent les glandes salivaires, évaluent les portions. De nombreuses études ont montré que lorsqu'on mange en faisant autre chose – comme travailler sur son ordinateur, jouer sur son téléphone portable ou regarder la télévision – on mange plus vite, moins bien et davantage. Pour votre santé (et votre ligne), prenez donc l'habitude de manger au calme, loin de tout écran, et téléphone portable éteint.

sophistiqués que la baguette de base (pain au pavot, au sésame, au sarrasin, ou encore aux flocons d'avoine) et des ingrédients de qualité, plus « hauts de gamme » (fromages AOC, mozzarella de bufflonne, roquette, magrets fumés, légumes grillés, saumon fumé, thon citronné, herbes…).

◆ Une grande variété

au niveau des formats des sandwichs (gros mangeurs, petite faim…) mais surtout des recettes. Les enseignes comme Subway, Paul, La Brioche Dorée ou La Croissanterie proposent chaque jour plusieurs dizaines de sandwichs différents.

◆ Haro sur les graisses et cap sur l'équilibre alimentaire !

Globalement, toutes les chaînes proposent des sandwichs « allégés en graisses », avec le recours systématique à du beurre ou de la mayonnaise allégée pour La Brioche Dorée, ou à des sandwichs « moins de 6 g de lipides » sans fromage ni sauce chez Subway. Les sandwichs végétariens font maintenant partie de l'offre de base et chez Subway, chaque sandwich existe en version « flatbread » (pain plus fin) ou carrément « salade » sans pain ! Aujourd'hui, presque toutes les enseignes publient leurs valeurs nutritionnelles sur leur site Internet.

Où les Français achètent leur sandwich ?

Les sandwicheries restent le premier réseau de distribution, avec une part de marché de 52 %. Mais d'autres circuits de distribution gagnent du terrain sur les ventes, soit en agissant par le prix (hyper et supermarchés), soit en agissant par la qualité (boulangeries).

Plusieurs franchises de sandwicheries font aujourd'hui partie des enseignes de restauration rapide préférées des Français. Ainsi, en 2013, Paul et La Brioche Dorée se plaçaient respectivement en $1^{\text{ère}}$ et 2e position, La Mie Câline en 4e et La croissanterie en 6e, toutes devant McDonald placé en 7e position.

POINTS DE VENTE

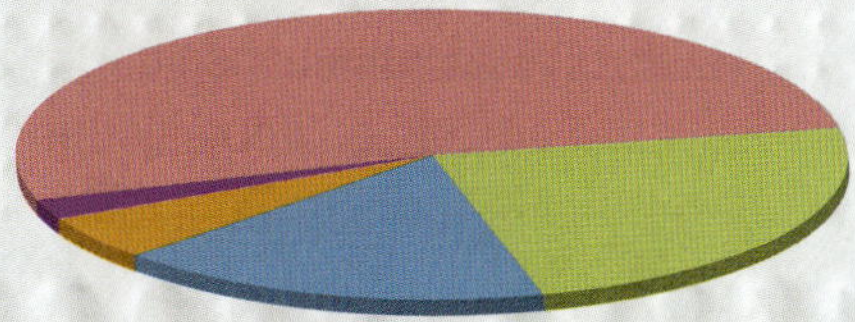

Sandwicheries	52 %
Hyper et supermarchés	24 %
Boulangeries et traiteurs	17 %
Distributeurs automatiques	5 %
Stations-services	2 %

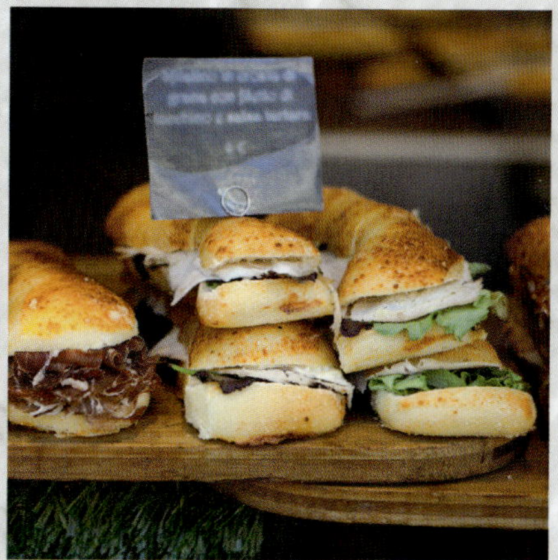

1 SANDWICH BAGUETTE = ENVIRON 560 KCAL

Lipides : 24 g
- (garniture, beurre ou mayonnaise) Équivalent c. à s. d'huile

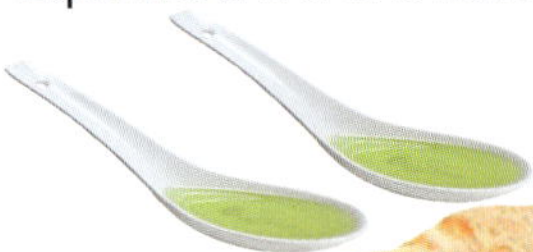

Protéines : 22 g
- (pain, garniture)

IG modéré (60) mais CG élevée pour un sandwich de 200 g (38)

Aliment acidifiant (Pral = + 5)

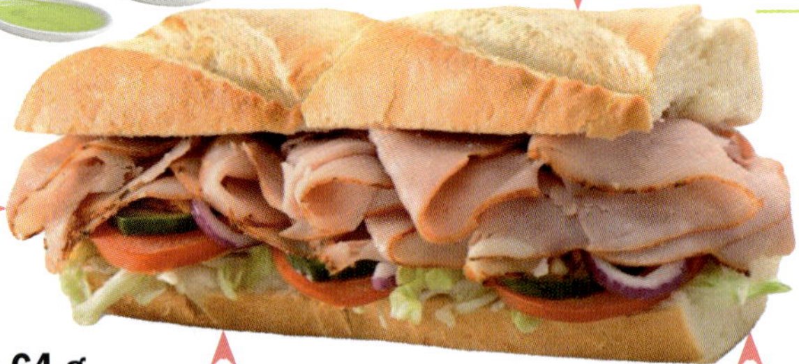

Faible densité nutritionnelle (peu de vitamines)

Glucides : 64 g
- (pain essentiellement) Équivalent morceaux de sucre

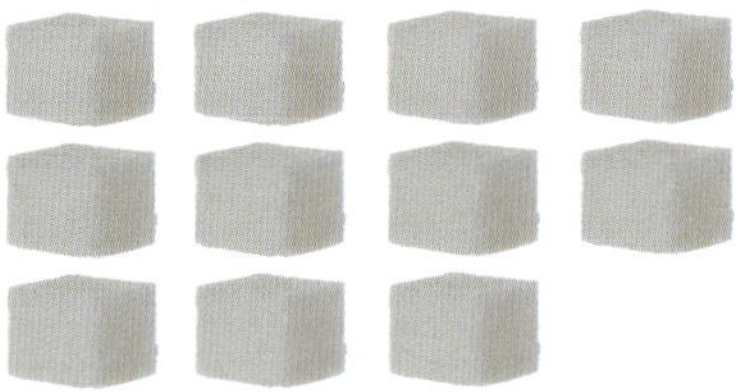

Sel : 3 g
- (pain, garniture) Aliment très salé Équivalent dosettes de sel

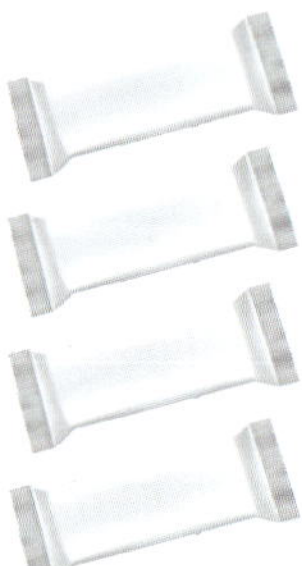

Du côté des pains

LES DIFFÉRENTS TYPES DE PAINS À SANDWICH			
BAGUETTE	PAIN DE MIE	PAIN BRIOCHÉ	PANINI
Fabriquée à base de farine T55, de levure et de sel. Elle renferme essentiellement de l'amidon hautement digestible avec un effet marqué sur le glucose sanguin (IG = 75).	De la farine, de l'huile de colza, du sucre et du sel. La version complète, plus riche en fibres et minéraux, contient en plus du son de blé. Teneur en lipide : 5 %.	Une pâte à pain classique avec, en plus, de l'œuf, de l'huile et du sucre. Une teneur en lipides plus élevée que le pain de mie : 10 à 15 %.	Farine, levure, lait, eau, sel, huile d'olive. Une farine pauvre en nutriments et plus de sucre que dans le pain courant.
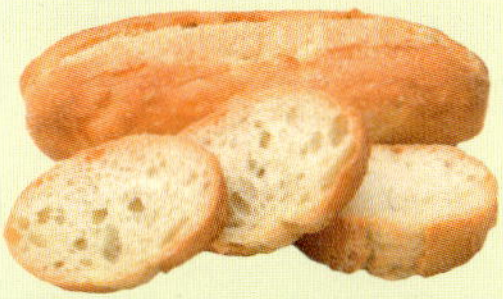	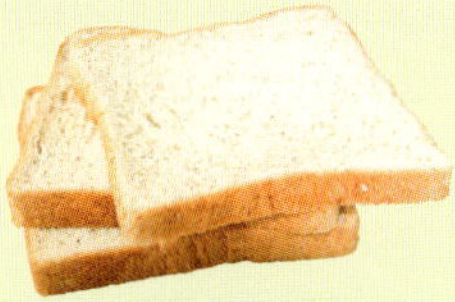	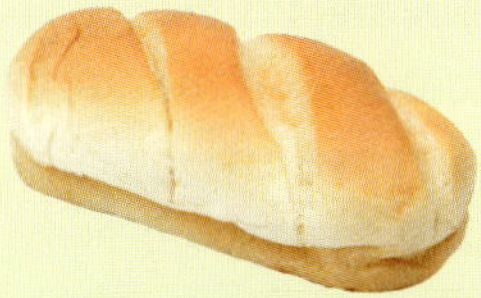	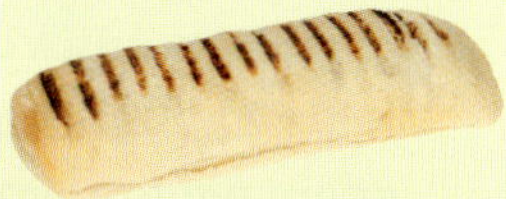
PAIN AUX GRAINES	BAGEL	PITA	TORTILLA
L'ajout de graines (pavot, lin, sésame) permet d'améliorer légèrement l'IG et la qualité nutritionnelle du pain. Pour un sandwich plus savoureux et croustillant !	De la farine (le degré de raffinage peut varier selon les types de bagels, T55, T65...), de la levure de boulanger, du sel, de l'huile. Un IG qui peut être élevé (70).	Farine, levure de boulanger, eau, sel et une pincée de sucre. L'intérêt avec les sandwiches pita, c'est que l'on mange moins de pain.	Farine de blé, huile, eau, sel. Comme pour le pain pita, sa faible épaisseur permet de faire des sandwiches moins chargés en glucides.
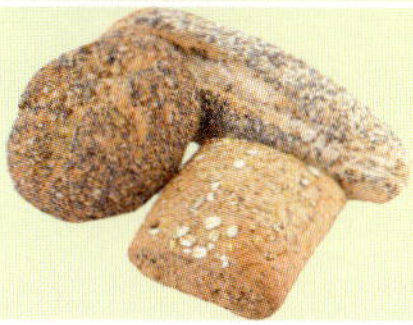	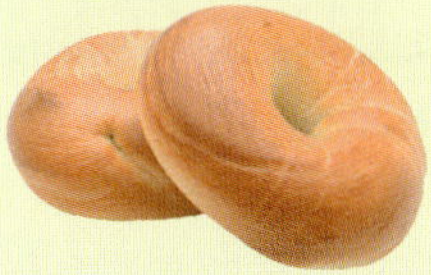	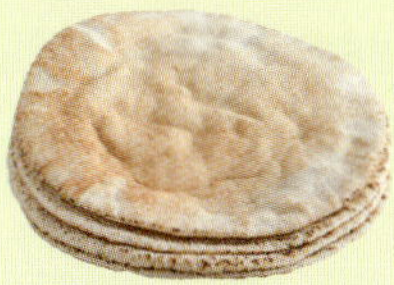	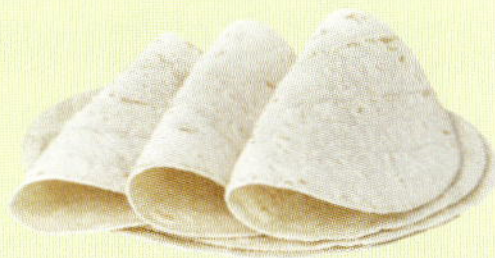

Salade et tomate obligatoires

Dans une demi-baguette se cachent un peu plus de 2 g de sel – 5 g dans un sandwich jambon-fromage. 5 g par jour c'est la quantité quotidienne de sel à ne pas dépasser selon l'Organisation mondiale de la santé. Manger trop salé augmente en effet le risque d'hypertension (donc de maladie cardiovasculaire) et met à mal l'équilibre acide-base du corps, ce qui peut provoquer des problèmes rénaux ou osseux. En privilégiant les sandwichs comportant de la salade, de la tomate ou des légumes grillés, on a non seulement des bonnes vitamines et des fibres mais également du potassium indispensable pour contrecarrer les effets néfastes du sel.

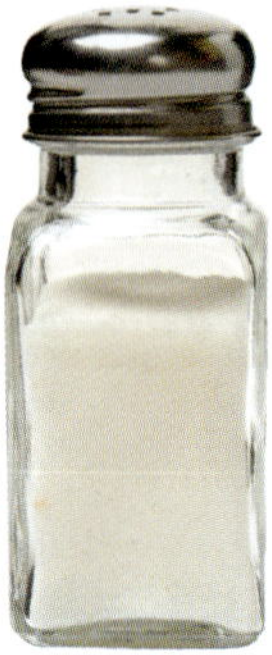

Du côté des sauces

BEURRE OU MAYO ?

À quantité équivalente, ils apportent à peu près le même nombre de calories (70 kcal pour 10 g) mais pas les mêmes nutriments.

Des acides gras bénéfiques dans la mayonnaise

Le beurre est riche en graisses saturées alors que la mayonnaise contient surtout des graisses de type mono-insaturées (acide oléique comme l'huile d'olive) et polyinsaturées. Pour peu que cette mayonnaise soit fabriquée à partir d'huile de colza (au lieu du tournesol), la mayonnaise vous apportera des acides gras bénéfiques de la famille des oméga-3.

Des micronutriments intéressants dans le beurre

S'il n'est pas allégé (ce qui devient rare dans les sandwicheries), le beurre apporte de la vitamine A qui joue un rôle dans la vision nocturne.

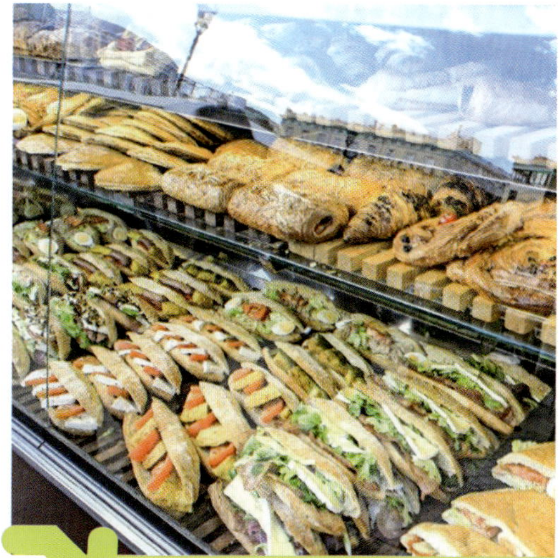

En France, deux milliards de sandwichs ont été achetés en 2013 !

Des ingrédients indésirables dans les versions allégées

Pour diminuer le nombre de calories, on a remplacé une partie des graisses par des épaississants (amidons modifiés qui ont des effets néfastes sur la glycémie et donc la prise de poids) et on a utilisé divers additifs chimiques (stabilisants, colorants...) pour que le produit ressemble à quelque chose.

Conclusion

Entre beurre et mayonnaise, c'est surtout une question de goût... Et les versions allégées ne sont pas forcément plus intéressantes pour votre santé.

KETCHUP OU MOUTARDE ?

Le ketchup contient des tomates, donc des fibres et des antioxydants. La moutarde paraît quant à elle grasse et salée. Le ketchup semble donc a priori tout indiqué. Sauf qu'il contient 18 g de sucres aux 100 g (contre 1,4 pour la moutarde), soit l'équivalent d'½ sucre par portion de 15 g (en termes d'impact sur le taux de sucre sanguin). Et il contient aussi plus de sel que la moutarde (3,5 g contre 2,3 g aux 100 g) ! Le meilleur choix reste donc la moutarde, certes plus grasse, mais avec des graisses équilibrées.

Du côté de la garniture

VOUS POUVEZ Y ALLER SANS CULPABILITÉ	PAS TOUS LES JOURS	À ÉVITER !
◆ Les végétaux - Laitue, roquette, épinard, cresson... - Crudités : tomates, concombre, oignons, avocat... - Tomates séchées, poivrons et aubergines grillées... ◆ Les protéines animales : - Œufs durs, - Jambon supérieur, jambon de dinde ou de poulet, - Thon, saumon fumé, - Magret fumé.	◆ Les charcuteries crues (jambon cru, saucisson, rosette, copa, speck, bacon...) : très salées et souvent avec des conservateurs nocifs (nitrites et nitrates). ◆ Le pâté : pas sûr que celui qui garnira votre sandwich sera de la meilleure qualité. ◆ Tous les fromages : acidifiants et salés, ils cumulent leurs défauts avec ceux du pain. Seulement en petite quantité, pour le goût, à associer à des crudités. ◆ La mozzarella : moins salé que les autres fromages mais gras, acidifiant et peu intéressant sur le plan de la densité nutritionnelle.	◆ L'épaule standard : sorte de jambon de basse qualité bourrée de polyphosphates, un additif nocif, utilisé pour donner de la consistance et retenir l'eau ajoutée. ◆ La saucisse type knacki : un produit très transformé et trop salé avec de nombreux additifs (polyphosphates, nitrites...) et de la viande de mauvaise qualité. ◆ Les morceaux de poulet déjà grillés ou panés : des produits souvent industriels donc susceptibles de contenir des additifs. ◆ Les frites : le pain apporte déjà beaucoup de glucides et de sel, inutile d'en rajouter !

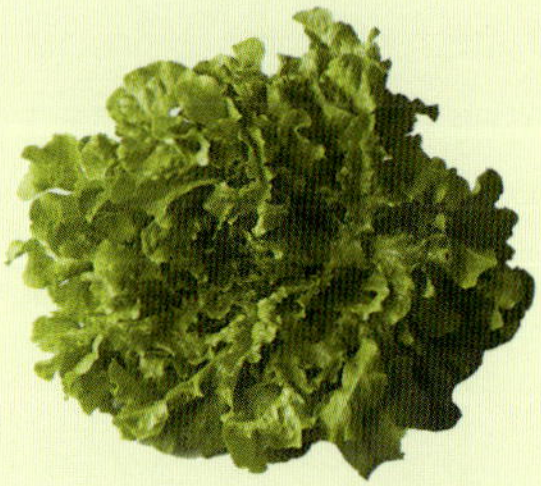

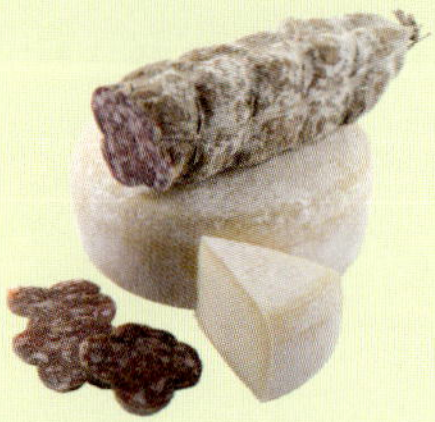

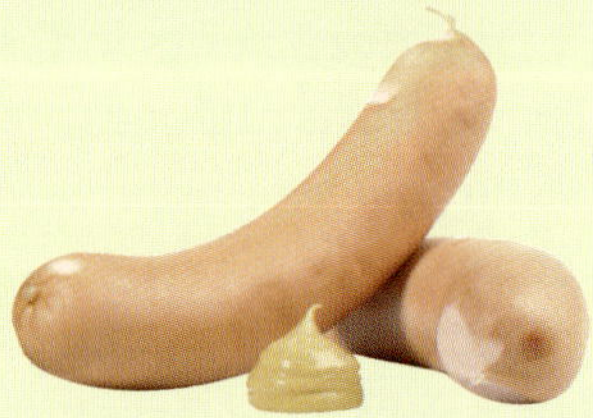

FAITES LE BON CHOIX

◆ **À la baguette, préférez toujours des pains comme le pain complet,** au levain, multicéréales, au sésame, aux flocons d'avoine, les pains peu raffinés ou aux céréales complètes. Gardez à l'esprit que plus la mie est dense et peu aérée, mieux c'est.

◆ **Évitez les pains viennois ou briochés et le pain de mie** (qui contiennent plus de graisses et de sucres que le pain courant) ainsi que le pain à panini.

◆ **Quand vous le pouvez**
Pour réduire la quantité de glucides et de sel, mangez la garniture mais pas tout le pain (surtout s'il est blanc).

◆ **Privilégiez les sandwiches colorés**
Plus votre sandwich contiendra des crudités (fraîches), mieux ce sera !

◆ **Allez-y mollo sur les sauces**
Les compositions ne sont pas toujours glorieuses. Si la composition vous est donnée, privilégiez les mayonnaises à base de colza, le beurre (non-allégé) et les sauces maison (au yaourt par exemple).

◆ **Dans les formules avec boisson et dessert, privilégiez l'eau,** les fruits (salade de fruits, smoothie...) ou, si votre sandwich était végétarien, les produits laitiers (fromage blanc, yaourt...). Évitez les sodas, viennoiseries et les pâtisseries.

OUI

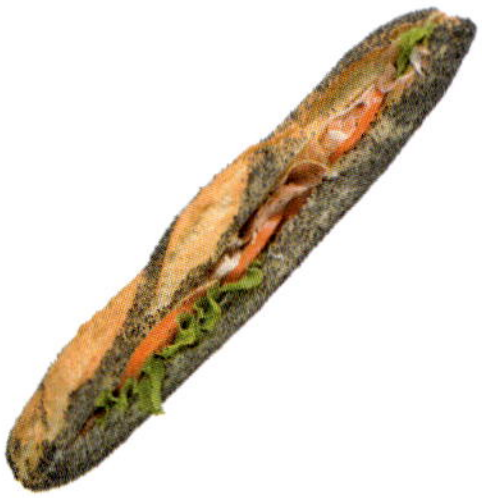

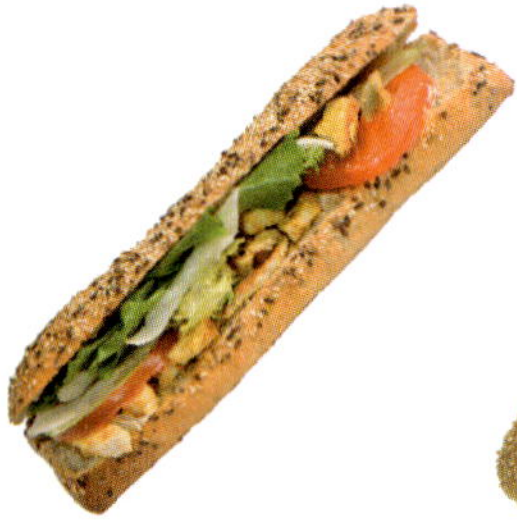

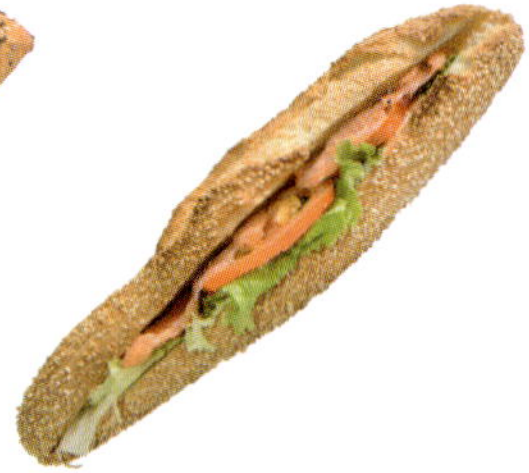

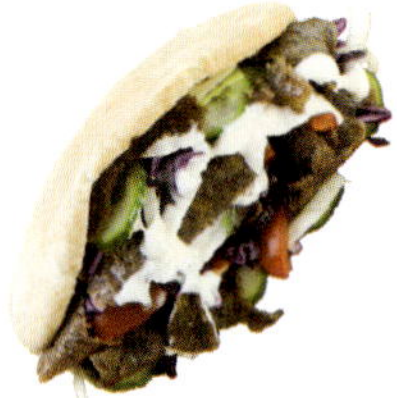

Jambon cru Tomate Salade

- L'apport en sel du jambon est cumulé à celui du pain. Malgré tout, ce sandwich reste plutôt complet.
La clef : les crudités et les graines de pavot qui apportent fibres (6.4 g), vitamines et minéraux, mais aussi du potassium qui va rétablir l'équilibre acide base mis à mal par le sel.

- Cal : 476
- Prot : 20.2 g
- Glu : 63 g
- Lip : 14.4 g

Poulet Crudités Mayo

- Du poulet mariné aux épices tandoori (connues pour leurs propriétés antioxydantes), un pain riche en graines entières qui abaissent l'IG, une mayonnaise à l'huile de colza qui fournit des graisses bénéfiques (oméga-3). Un bon sandwich.

- Cal : 516
- Prot : 20.2 g
- Glu : 68.2 g
- Lip : 17 g

Saumon fumé Salade Fromage frais

- Très simple et original. Le saumon fumé fournit des oméga-3 de bonne qualité parce que sous forme directement assimilable (EPA et DHA). Quelques feuilles de salade. Un pain à la mie serrée garnie de graines de sésame, ce qui augure un IG modéré. Pas mal !

- Cal : 476
- Prot : 21.6 g
- Glu : 63.2 g
- Lip : 14 g

Kebab

- Un vrai kebab c'est des vrais morceaux d'agneau, quelques crudités, un pain pita (plat donc fournissant relativement peu de glucides par rapport aux autres sandwichs) et une sauce à base de sésame. Exigez la qualité, sinon renoncez !

- Cal : 466
- Prot : 34.4 g
- Glu : 31 g
- Lip : 21.6 g

Saucisse Béchamel Fromage

- Une saucisse type knacki qui risque de contenir des ingrédients de mauvaise qualité (polyphosphates, amidon modifié, nitrites...). Une béchamel qui apporte son lot de graisses saturées et de glucides raffinés. Un pain blanc sans intérêt nutritionnel. Uniquement des calories vides.

- Cal : 522
- Prot : 21.6 g
- Glu : 23 g
- Lip : 55.2 g

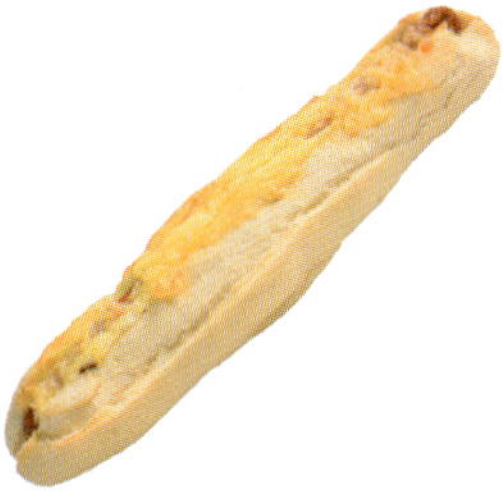

Panini Jambon Tomate Mozzarella

- Le plus : une quantité de glucides plutôt faible par rapport aux autres sandwichs. Le moins : la qualité du pain qui est mauvaise (une farine a priori très raffinée donc un IG élevé) et la garniture qui est grasse et salée. Peu d'intérêt nutritionnel malgré les quelques rondelles de tomate...

- Cal : 364
- Prot : 17 g
- Glu : 45 g
- Lip : 45 g

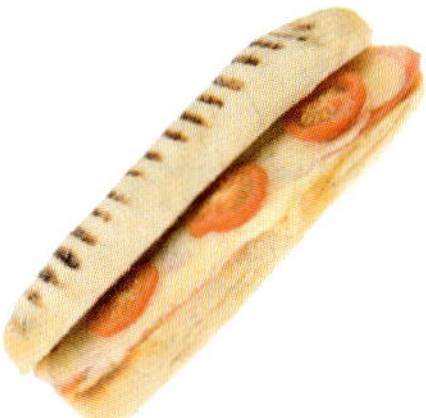

Saucisson Beurre

- Du pain + des charcuteries donc forcément beaucoup de sel dans ce sandwich (5,2 g soit davantage que les apports recommandés pour une journée). Des nitrites, aucune fibre, peu d'ingrédients intéressants sur le plan nutritionnel pour beaucoup de calories !

- Cal : 750
- Prot : 27.4 g
- Glu : 70.8 g
- Lip : 38.8 g

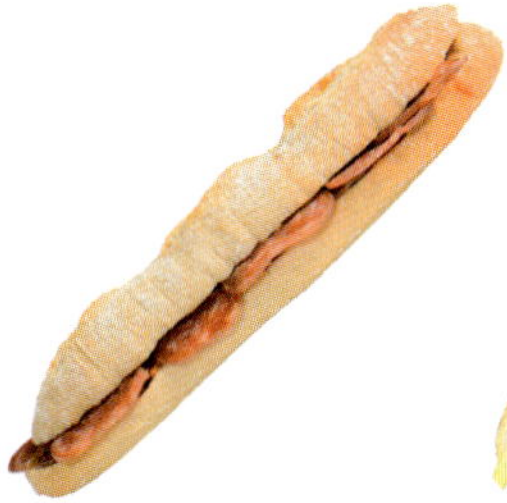

Américain

- Même si vous avez vraiment très faim, ce sandwich reste peu recommandable. D'abord parce que frites + pain, c'est l'overdose de glucides et l'hypoglycémie réactionnelle assurées. Ensuite parce steak grillé + frites, c'est l'overdose de composés cancérogènes. À bannir !

- Cal : 650
- Prot : 35.9 g
- Glu : 72.6 g
- Lip : 23.5 g

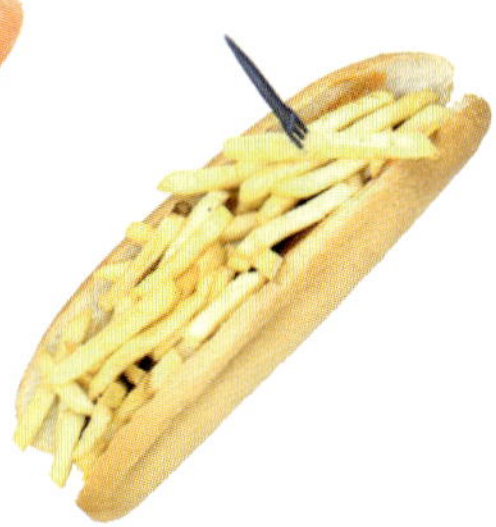

NON

Et les formules ?

Un sandwich, pour rappel, correspond en moyenne à 570 kcal et 64 g de glucides. Soit, déjà 1/3 des apports énergétiques journaliers recommandés pour une femme, et près de 30 % de ses ANC en glucides... Alors, soyez vigilants aux desserts proposés dans les formules sandwich. La gourmandise peut vous coûter cher en sucres et en calories... Jugez-en par vous-même ! Le tableau ci-dessous décrypte les principaux desserts de cette carte.

TOUS NOS DESSERTS

- ★ TARTELETTE AUX POMMES
- ★ TARTELETTE AUX FRAMBOISES
- ★ TARTELETTE CHOCOCROC
- ★ TARTELETTE CHOCOLAT-BANANE
- ★ QUATRE QUART AUX POMMES
- ★ FLAN NATURE
- ★ FLAN COCO
- ★ MOELLEUX AU CHOCOLAT
- ★ ECLAIR FAÇON ST HONORE CŒUR CARAMEL
- ★ MAXI MADELEINE CŒUR FONDANT CACAO NOISETTES
- ★ MAXI MADELEINE À L'OREO
- ★ GAUFRE
- ★ BRIOCHE PERDUE
- ★ CROQUANT FAÇON BREIZH CHOCOLAT CARAMEL
- ★ DÔME FAÇON BREIZH CITRON
- ★ DÔME PANA COTTA CŒUR FRUITS ROUGES
- ★ FROMAGE BLANC NATURE
- ★ FROMAGE BLANC AUX FRAMBOISES
- ★ YAOURT AU LAIT ENTIER AUX FRUITS
- ★ MOUSSE GOURMANDE POMMES CARAMÉLISÉES
- ★ SALADE D'ORANGE SAVEUR THÉ VERT À LA MENTHE
- ★ FRUITS POMMES-RAISINS

DESSSERT	KCAL	GLUCIDES	DESSSERT	KCAL	GLUCIDES
Tartelette aux pommes	422	56 g	Tartelette coco-banane	652	66 g
Tartelette chococroc	482	44 g	Flan nature	437	64 g
Flan coco	517	64 g	Mœlleux au chocolat	448	51 g
Eclair façon St Honoré cœur caramel	246	28 g	Dôme pana cotta cœur fruits rouges	371	36 g
Dôme façon Breizh citron	467	54 g	Fromage blanc aux framboises	119	10 g
Fromage blanc nature	106	8 g	Tartelette aux framboises	330	53 g
Yaourt entier aux fruits	143	21 g	Fruits pommes raisins	60	13 g
Salade d'orange saveur thé vert à la menthe	99	23 g	Mousse gourmande pommes caramélisées	275	40 g

OUI

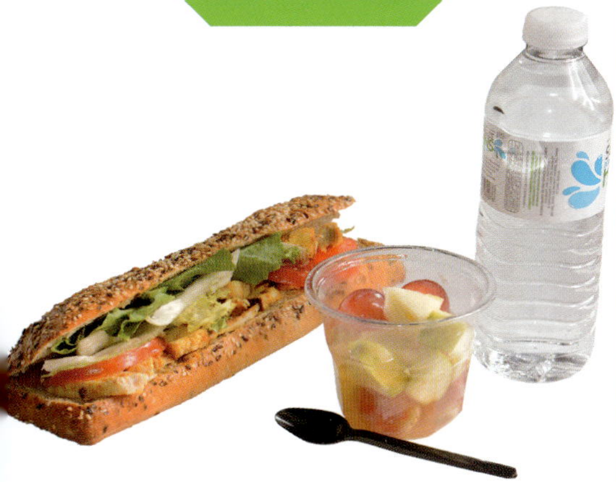

Sandwich poulet crudités
Salade de fruits
Vittel

- **Cette formule est légère en calories avec seulement 1/3 des apports journaliers recommandés, ce qui laissera la place à un petit déjeuner « sérieux » (lire page 176) et un dîner léger.**
- **Seulement 1/3 des apports journaliers en glucides et peu de graisses saturées.**
- **Une bonne dose de fibres, de vitamines et de minéraux grâce aux crudités et à la salade de fruits.**
- **Un repas bien formulé qui n'entraînera pas de coup de fatigue une fois terminé ! N'hésitez pas, si c'est un peu trop léger pour vous, à compléter avec une poignée d'amandes pour la collation de 16 h.**

- **Cal : 619 kcal**
- **Glu : 91 g**
- **Lip : 18 g**
- **dont AGS : 3 g**

Sandwich baguette saucisson beurre
Tarte au citron meringuée
Coca 33 cL

- **Une formule qui vous fournira 2/3 des apports journaliers recommandés en énergie : c'est beaucoup en un seul repas !**
- **Plus de 2/3 des apports en journaliers en glucides et des graisses saturées bien plus qu'il ne vous en faudrait.**
- **Pas la moindre trace de crudité, de légume ou de fruit à l'horizon (même dans la tarte au citron !) donc aucune fibre.**
- **Une formule pauvre en vitamines et minéraux, bref : des calories vides.**
- **Un repas loin d'être idéal, pour votre ligne comme pour votre forme et votre santé !**

- **Cal : 1373 kcal**
- **Glu : 168 g**
- **Lip : 62 g**
- **dont AGS : 34 g**

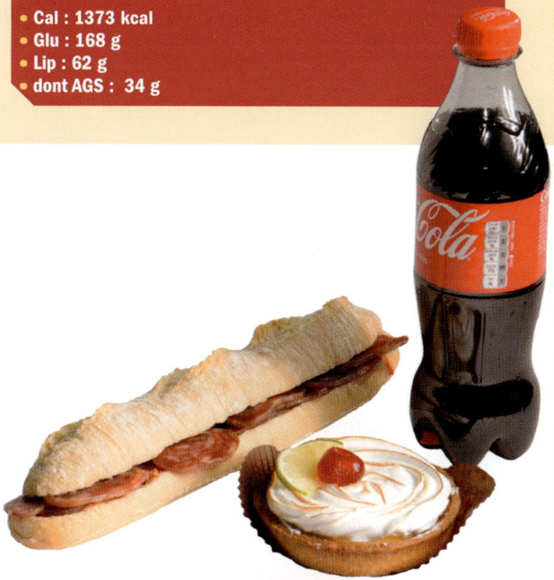

NON

Mais qu'elle est bonne ma pizza !

Plat d'origine italienne dont la signification première est « galette », la pizza est le plat préféré des Français. Ils en mangent dix kilos chaque année.

◆◆◆ À l'origine, la pizza était le « plat du pauvre ». Mais en 1899, un grand pizzaiolo de Naples crée, en l'honneur de la visite de la reine Marguerite de Savoie, une pizza aux couleurs de l'Italie unifiée, à base de basilic (vert), mozzarella (blanc) et tomates (rouge). La « Margarita » est née, et ce plat devient alors de plus en plus apprécié des Italiens.

Aujourd'hui présente dans tous les pays, la pizza est l'un des symboles de la mondialisation et de la standardisation de la nourriture entre les populations.

Le marché de la pizza

Il existe plus de 21 000 points de vente de pizzas en France, répartis entre les pizzérias (14 271), les camions (5000), les livreurs (1764) et les kiosques (190).

En France, ce sont quatre acteurs majeurs qui dominent le marché de la pizza :

	CHIFFRE D'AFFAIRES ANNUEL (MILLIONS D'EUROS)	NOMBRE DE POINTS DE VENTE
Domino's Pizza	141	200
Pizza Hut	125	120
La Boîte à Pizza	56,2	140
Speed Rabbit Pizza	48,5	120

Consommation

Les Français sont aujourd'hui les seconds plus gros consommateurs de pizzas derrière les Américains, mais devant les Italiens. La pizza arrive en troisième position des plats les plus consommés hors domicile.

Les raisons de ce succès sont multiples : plat convivial, pratique à manger et à emporter, la pizza est également un plat que nous sommes peu nombreux à nous préparer à la maison, et qui reste associé à un certain « savoir-faire » culinaire.

Aujourd'hui, l'offre de recettes est de plus en plus variée, et les restaurants jouent sur l'originalité des ingrédients proposés, comme sur la variété des combinaisons qui permet à chacun de décliner les ingrédients selon ses propres goûts.

Certaines enseignes vont jusqu'à proposer 7 nouvelles recettes par mois. Des pizzas sucrées sont même commercialisées : pizza au Nutella, pizza banane, crème fraîche et sauce chocolat...

Aujourd'hui la qualité des ingrédients semble devenir une demande pressante des consommateurs : une nouvelle ten-

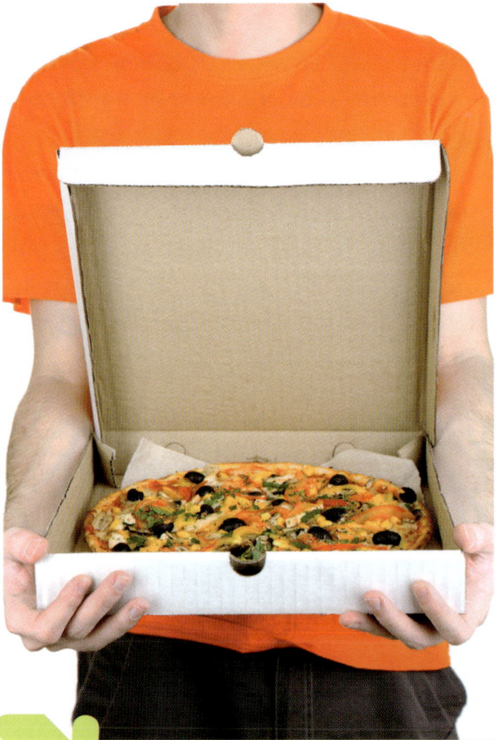

328 000 tonnes de pizza sont consommées chaque année, et 95 pizzas sont englouties chaque seconde en France !

dance à la pizza « haut de gamme » apparaît, avec des recettes concoctées par des chefs étoilés utilisant des produits dignes de restaurants gastronomiques (ex : la pizza des grands chefs de la Boîte à Pizza).

Mais entre les établissements qui utilisent des ingrédients de qualité (produits frais, mozzarella artisanale, jambon supérieur...) et ceux qui ont recours à des ingrédients « bas de gamme » (jambon additionné d'eau et de glutamate, « faux fromage », pâte et préparations surgelées...), la différence en termes de qualité nutritionnelle est grande dans le monde de la pizza.

Nutritionnellement, une pizza ça donne quoi ?

LA PÂTE

Elle représente 50 à 60 % du poids d'une pizza.

Quels ingrédients retrouve-t-on dans une pâte à pizza ? La recette traditionnelle est très simple : un mélange d'eau, de fa-

200 G DE PIZZA = ENVIRON 460 KCAL

Lipides : 18 g
- (fromage, charcuterie) Essentiellement sous forme d'AGS Équivalent c. à s. d'huile

Protéines : 18 g
- (pâte, fromage, charcuterie)

IG modéré (65) mais CG élevée pour une portion de 200 g (36)

Aliment acidifiant (Pral = + 5)

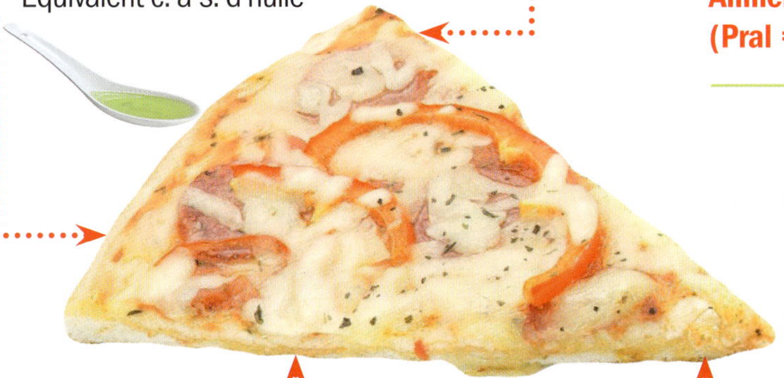

Faible densité nutritionnelle (peu de vitamines, minéraux, phytonutriments)

Glucides : 56 g
- (pâte, sauce tomate) Équivalent morceaux de sucre

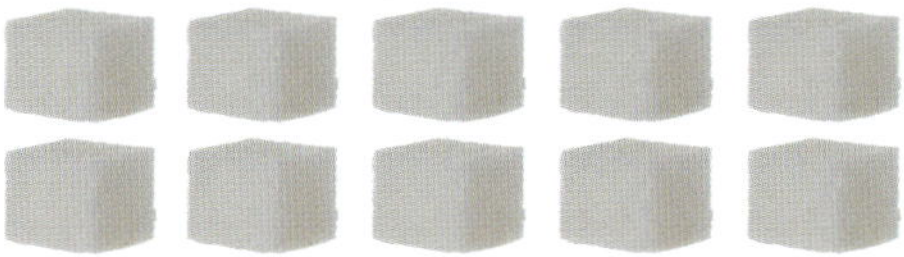

Sel : 2,8 g
- (pâte, fromage, charcuterie). Aliment très salé. 200 g de pizza couvrent la moitié de l'apport quotidien en sel recommandé ! (Équivalent : 4 dosettes de sel)

SACHEZ ÉVALUER LE POIDS DE VOTRE PORTION

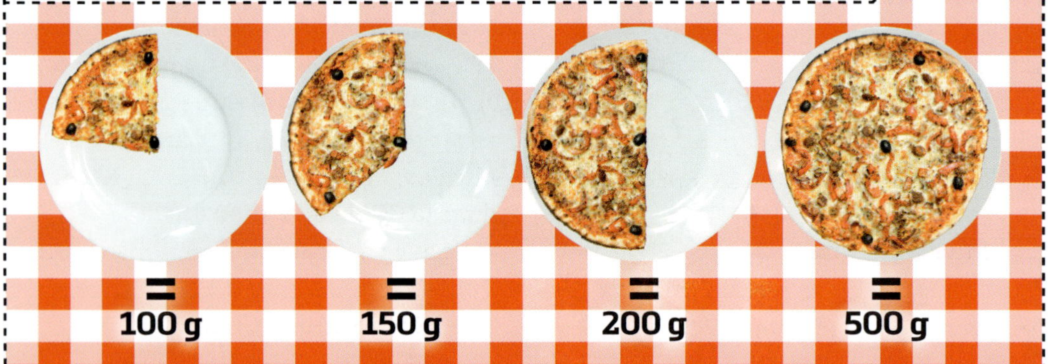

Limitez-vous à une portion de 200 g (une pizza taille restaurant peut amener plus de 1 000 kcal !) et pas plus de 2 fois par mois (une pizza tous les 15 jours maximum).

rine de blé, de levure de boulangerie (levain) et de sel. Généralement confectionnée à partir de céréales raffinées, la pâte à pizza a un index glycémique élevé.

Les chaînes de restaurants, mais aussi certaines pizzerias indépendantes, utilisent cependant des préparations industrielles du type pâtons à pizza congelés, ou fonds de pizza crus ou précuits, surgelés. Dans ce cas, d'autres ingrédients peuvent s'ajouter à la liste : matières grasses végétales (dont l'huile de palme), sucre, dextrose de maïs et additifs alimentaires type épaississants et émulsifiants.

Traditionnellement fine, la pâte à pizza se décline aujourd'hui en plusieurs épaisseurs et variétés, conduisant à des différences nutritionnelles importantes.

◆ Pâte fine

C'est la pâte des véritables pizzas italiennes. Elle est généralement utilisée pour les pizzas des restaurants « traditionnels » et pour celles vendues dans les camions. Pour une pizza de 30 cm de diamètre, une pâte fine s'obtient avec environ 160 g de pâton.

◆ Pâte classique

Quantité de pâte augmentée de 25 à 45 % par rapport à une pâte fine.

◆ Pâte « Pan »

- Venue des États-Unis, cette pâte est cuite au four dans un moule creux (caquelon) et est appréciée pour son côté moelleux.
- Elle permettrait de supporter une quantité d'ingrédients plus importante. Mais il est fort probable que son utilisation soit plus économique pour le restaurateur, qui privilégie ainsi la pâte au détriment de la garniture...
- Elle augmente le poids de la pizza : le poids du pâton utilisé peut aller du simple au double entre une pâte fine et une pâte « Pan » !
- Elle augmente la quantité de glucides et donc la CG de la portion.
- Elle augmente la teneur en sel de la pizza.

◆ Pâte fourrée au fromage

- Augmente le poids de la pizza par rapport à une pâte fine.
- Augmente la teneur en protéines (de plus de 10 %).
- Augmente fortement la teneur en lipides (de plus de 18 %), sous forme d'AGS principalement.

PÂTE FINE	PÂTE CLASSIQUE	PÂTE « PAN »	PÂTE FOURRÉE AU FROMAGE
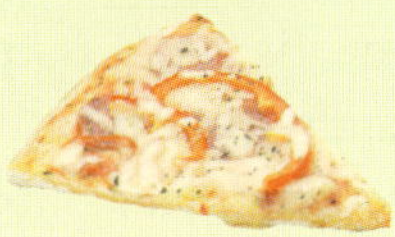	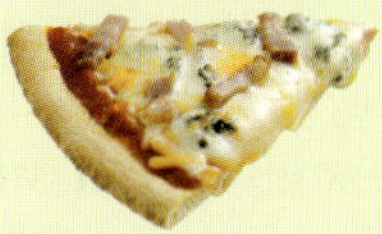	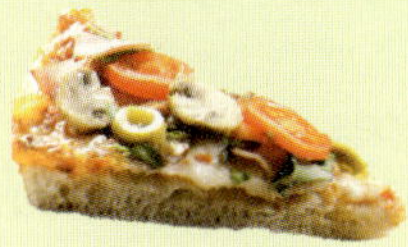	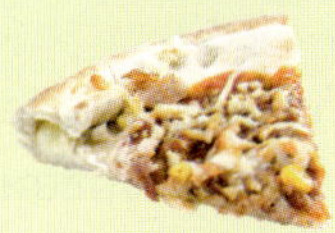

LA BASE TOMATES

Selon les établissements, la pâte à pizza peut être recouverte d'un coulis de tomates, d'un concentré de tomates ou encore d'une sauce à base de tomates. Quelles sont les différences ?

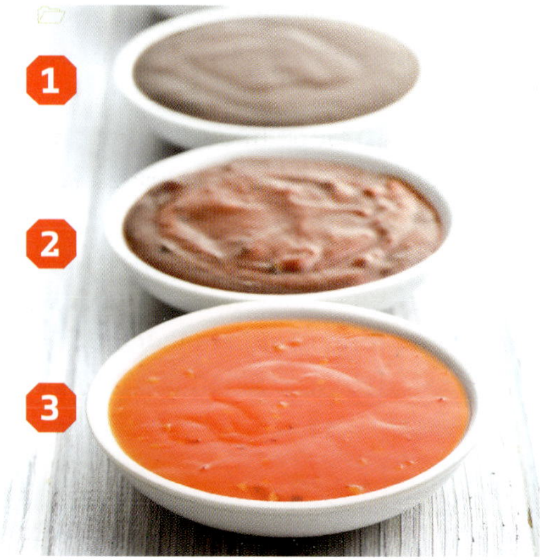

1 Le coulis de tomates (ou purée de tomates) s'obtient en faisant réduire des morceaux de tomates pelées et épépinées avec un peu de sel. La préparation est ensuite mixée ou moulinée et reste un peu épaisse. Certains établissements le préparent eux-mêmes, d'autres l'achètent tout prêt.

2 Le concentré de tomates, quant à lui, est un coulis de tomates dont on a fait évaporer l'eau : 7 kilos de tomates fraîches donnent ainsi 1 kilo de concentré.

Pour réduire les coûts de la pizza, le coulis de tomates est parfois remplacé par du concentré. Au niveau gustatif, le concentré de tomates, plus acide, est assez éloigné du goût originel de la tomate et nécessite l'ajout de sucre. Au niveau consistance, il est plus visqueux et doit donc être dilué avec de l'eau pour pouvoir être étalé sur la pâte (1/3 de concentré pour 2/3 d'eau !). Au final, le concentré de tomates reviendra pour le restaurateur 6 fois moins cher qu'un véritable coulis.

3 La sauce à base de tomates est une préparation cuisinée. Elle contient des tomates mais aussi d'autres ingrédients tels que du sucre, de l'huile, des aromates (origan, basilic) ou encore des oignons. Qu'elle soit « faite maison » ou « prête à l'emploi », sa qualité nutritionnelle est très variable selon les ingrédients utilisés et leur proportion dans la recette.

LE FROMAGE

C'est l'ingrédient incontournable de la pizza. Cantal, cheddar, emmental, fromage de chèvre... Selon la pizza que vous choisirez, les variétés de fromage utilisées peuvent être nombreuses. Mais, classiquement, c'est vers la mozzarella, fraîche ou surgelée, que les restaurateurs se tournent. Ce choix s'explique par l'importante élasticité de ce fromage : des bulles se forment par évaporation d'eau au moment de la cuisson, permettant à l'huile au-dessus de glisser et de bien faire dorer le fromage. La mozzarella garde aussi son élasticité en refroidissant.

Le fromage est l'ingrédient qui coûte le plus cher dans une pizza. La tentation est donc grande pour le restaurateur d'utiliser autre chose... Des « spécialités alimentaires pour pizza » du type mozzarella « aromatisée à l'emmental » (dans lesquelles la mozzarella se voit parfois « gonflée » à l'amidon de pommes de terre), ou encore un mélange surgelé de mozzarella et de fromage analogue (lire encadré).

Vrai fromage *vs* fromage « analogue »

Le fromage analogue est un fromage synthétique utilisé dans de nombreuses préparations industrielles pour abaisser le coût de revient du produit. Il s'agit d'une pâte composée d'eau, d'amidons (pour la texture), de gélifiants (pour donner le « filant » au faux fromage) et de protéines de lait. En l'état, cette pâte a la couleur et la texture du fromage mais reste insipide et sans onctuosité. Les industriels y ajoutent donc de la poudre de fromage (1 à 5 %) et des arômes de fromage, ainsi que des matières grasses (huile de coco ou de palme) pour lui donner de l'onctuosité.

Le fromage confère à la pizza une teneur en sel importante, plus ou moins élevée selon la variété de fromage utilisée (voir tableau ci-contre). La pizza « 4 fromages » est par conséquent la plus salée. Chez Pizza Hut, cette pizza contient de la fourme d'Ambert AOP, du cantal, du fromage de chèvre et de la mozzarella. Résultat : plus de 5 g de sel au total.

L'HUILE PIMENTÉE

L'huile pimentée pour pizza n'est pas de tradition italienne, mais pour les amateurs, elle viendrait exalter la saveur de la pizza.

Attention à l'huile présentée dans des bouteilles en verre qui ne sont pas opaques, exposées à la lumière et à la chaleur (l'été sur les terrasses par exemple) ! En effet, certains acides gras, tels que l'acide linoléique (huile de tournesol) ou encore l'acide alpha-linoléique (huile de colza par exemple) sont particulièrement sensibles à l'air, à la lumière et à la chaleur. Une fois oxydées, ces graisses peuvent entraîner à leur tour une oxydation au sein de l'organisme. Certaines huiles posées sur les tables des restaurants, si elles étaient analysées, seraient sans doute impropres à la consommation.

Si vous êtes un inconditionnel, utilisez les huiles qui sont conservées dans des récipients opaques en verre (type vaporisateurs).

Évitez l'huile pimentée conditionnée dans des dosettes en plastique car certains composés chimiques peuvent migrer du contenant vers le contenu.

CHOISIR LES PROTÉINES LES MOINS GRASSES :

À PRIVILÉGIER	À ÉVITER
Bœuf haché, boulettes	Lard
Jambon cuit	Bacon
Magret de canard	Saucisson peperroni (salami)
Poulet rôti	Chorizo
Œuf	Merguez
Anchois	Lardons fumés
Thon	Jambon cru
Saumon	Coppa
Fruits de mer	

FAITES LE BON CHOIX

◆ **Choisissez une pâte fine ou classique**
Pour limiter la charge glycémique de l'aliment et le délester de quelques calories inutiles.

◆ **Préférez toujours une base « tomate » à une base « crème fraîche », même légère**
La quantité de graisses et l'apport calorique global seront diminués. L'apport en potassium sera augmenté.
La tomate, et particulièrement quand elle est cuite, contient du lycopène qui est un puissant antioxydant.

◆ **Privilégiez les recettes les plus « traditionnelles »**
Certains restaurants jouent sur l'originalité des ingrédients et proposent des recettes dont la garniture contient des aliments riches en glucides (pommes de terre, sauce barbecue, maïs, miel...) qui viennent augmenter la charge glycémique de la pizza. Des ovnis nutritionnels à observer de loin.

◆ **Privilégiez toujours les légumes en garniture : champignons, artichaut, poivrons...**
La densité nutritionnelle de la pizza sera augmentée.

◆ **Demandez éventuellement à modifier/retirer un ingrédient dans une recette ou composer sa propre pizza avec une garniture d'ingrédients « choisis »**
Préférez le basilic et l'origan à l'huile pour assaisonner la pizza déjà riche en matières grasses.

OUI

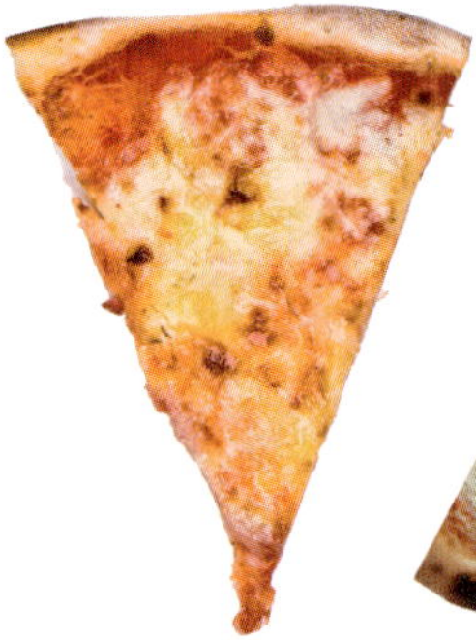 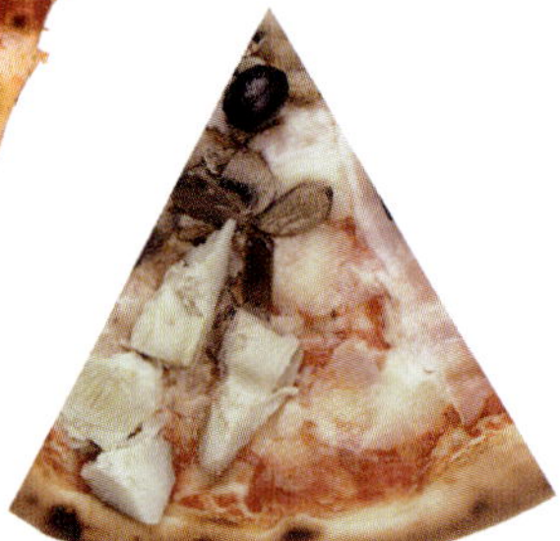 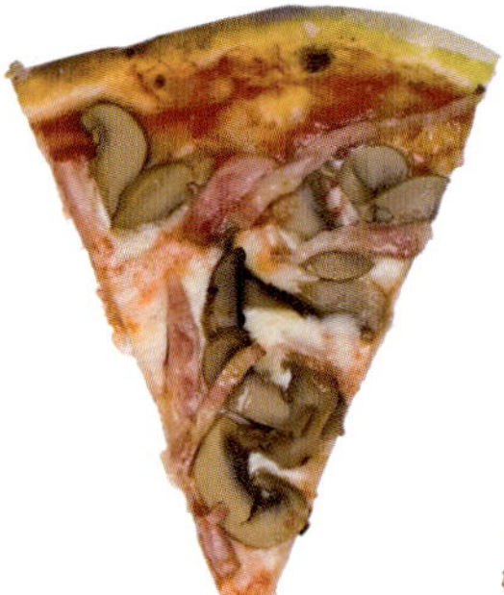 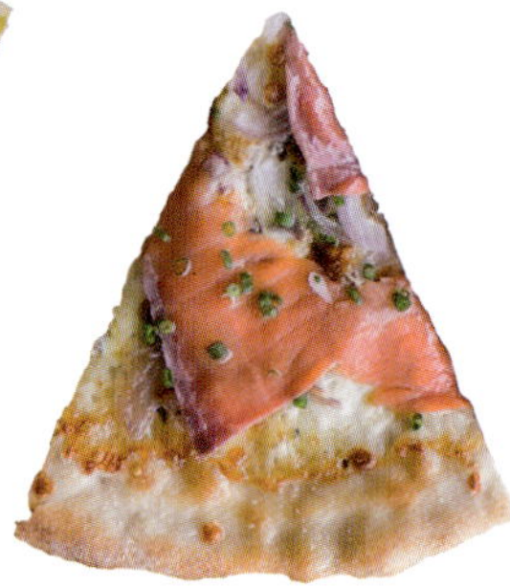

Margherita (Mozzarella, tomate)

- 215 kcal/100 g
- C'est la pizza la plus simple, la pizza de base.
- Elle est moins salée que ses concurrentes puisque seul le fromage renferme sensiblement du sel.
- Mais sa densité nutritionnelle est plutôt faible puisqu'elle apporte peu de protéines et aucun légume (hormis la sauce tomate). C'est dommage.

4 saisons (Mozzarella, tomate, jambon, artichaut, champignon)

- Env. 200 kcal/100 g
- C'est la pizza qui offre la meilleure densité nutritionnelle puisqu'elle fait la part belle aux légumes (tout en gardant la pâte, la tomate et le fromage bien sûr, ça reste une pizza !).
- Mais avec des fibres et des protéines... c'est pas mal.

Reine (Mozzarella, tomate, jambon, champignon)

- Env. 210 kcal/100 g
- L'une des pizzas les plus équilibrées avec la 4 saisons.
- Présence de protéines (le jambon c'est toujours mieux que les lardons) et un peu plus de légumes que dans ses concurrentes du fait de la présence de champignons.
- Une pizza complète avec une assez bonne densité nutritionnelle.

Norvégienne (Mozzarella, tomate, crème fraîche, saumon fumé)

- Env. 210 kcal/100 g
- L'une des pizzas qui a le taux de graisses saturées le plus bas.
- Le saumon fumé apporte des oméga-3 mais beaucoup de sel aussi, il faut le reconnaître.
- Si vous aimez les pizzas au poisson, choisissez celle-ci

Calzone (Mozzarella, tomate, jambon, champignon, jaune d'œuf)

- Env. 300 kcal/100 g
- Une pizza chausson qui apporte des protéines et quelques légumes mais le tout est enrobé de tellement de pâte que cela pousse à la déconseiller. La pâte sous forme de chausson élève trop fortement la charge glycémique (CG). Une calzone entière couvre la totalité de la CG optimale d'un repas pour un homme.

Forestière (Mozzarella, crème fraîche, lardons, champignon)

- Env. 240 kcal/100 g
- Forte teneur en graisses du fait de la présence de lardons, de fromage et de crème fraîche.
- Une pizza généralement très salée car elle est généreuse en lardons et en fromage.

Orientale (Mozzarella, tomate, merguez, poivron, oignon)

- Env. 210 kcal/100 g
- Forte teneur en graisses saturées (la merguez en contient beaucoup).
- Pizza très salée du fait de la présence de merguez et bien sûr de fromage.
- Un peu de fibres heureusement grâce aux poivrons et aux oignons.

4 fromages (Mozzarella, emmental, chèvre, fourme d'Ambert)

- Env. 250 kcal/100 g
- L'une des plus riches en graisses : pour une femme, en moyenne, une pizza taille restaurant apporte à elle seule les 2/3 des besoins quotidiens en lipides.
- Très forte teneur en graisses saturées : une pizza entière couvre 80 % des recommandations en AGS pour un homme.
- La plus salée : une pizza taille restaurant couvre la totalité de nos besoins quotidiens en sel (env. 5 g).
- La plus acidifiante.

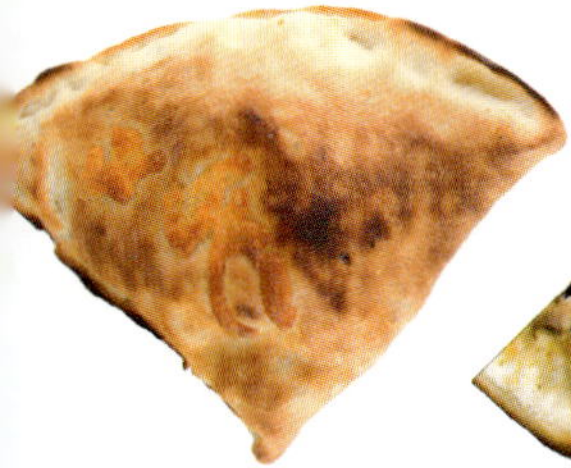

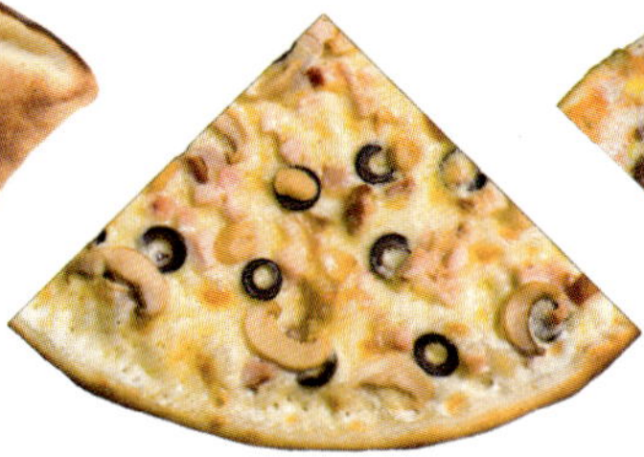

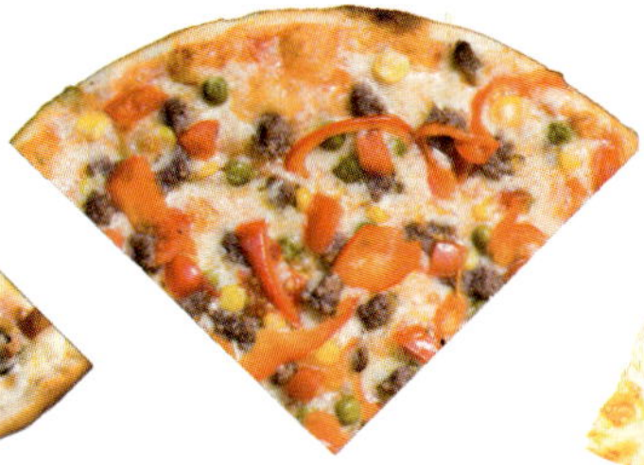

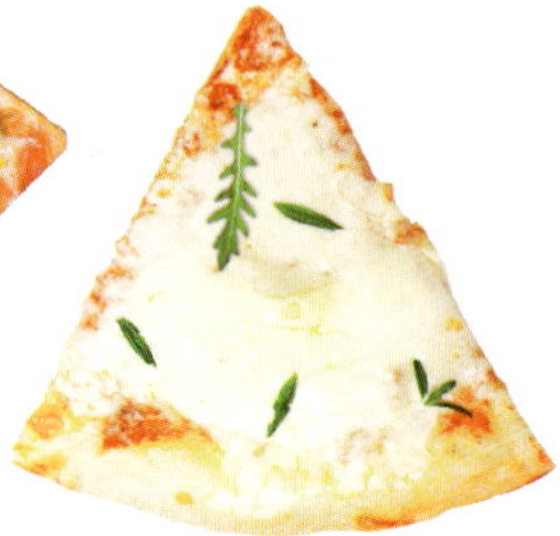

NON

UN MENU À LA LOUPE

NON

à la pâte « pan ».
Prenons l'exemple de la pizza « Reine » de cet établissement. Choisir une pâte pan augmente le poids de la pizza de 19,4 % par rapport à une pâte classique. La quantité de graisses augmente de 60 % ! Ce qui fait + 118 kcal au compteur.
Ceci étant dit, même avec une pâte classique, la part de pizza amène 650 kcal. C'est environ 30 % de l'apport énergétique journalier recommandé pour un homme et 36 % pour une femme. Notre conseil : partagez une pizza avec un convive et allégez tout le reste du repas : évitez boissons sucrées, biscuits apéritifs, desserts sucrés.

NON

aux desserts sucrés, qui vont alourdir la CG… et l'apport énergétique du repas.
Terminer plutôt par un dessert de fruits frais (salade de fruits, carpaccio de fruits…). Les fruits, comme les légumes, apportent du potassium et sont par conséquent alcalinisants.

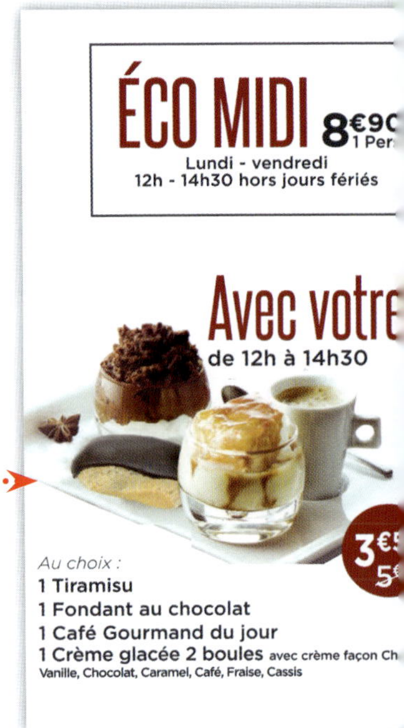
ÉCO MIDI
Lundi - vendredi
12h - 14h30 hors jours fériés
Avec votre
de 12h à 14h30
Au choix :
1 Tiramisu
1 Fondant au chocolat
1 Café Gourmand du jour
1 Crème glacée 2 boules avec crème façon
Vanille, Chocolat, Caramel, Café, Fraise, Cassis

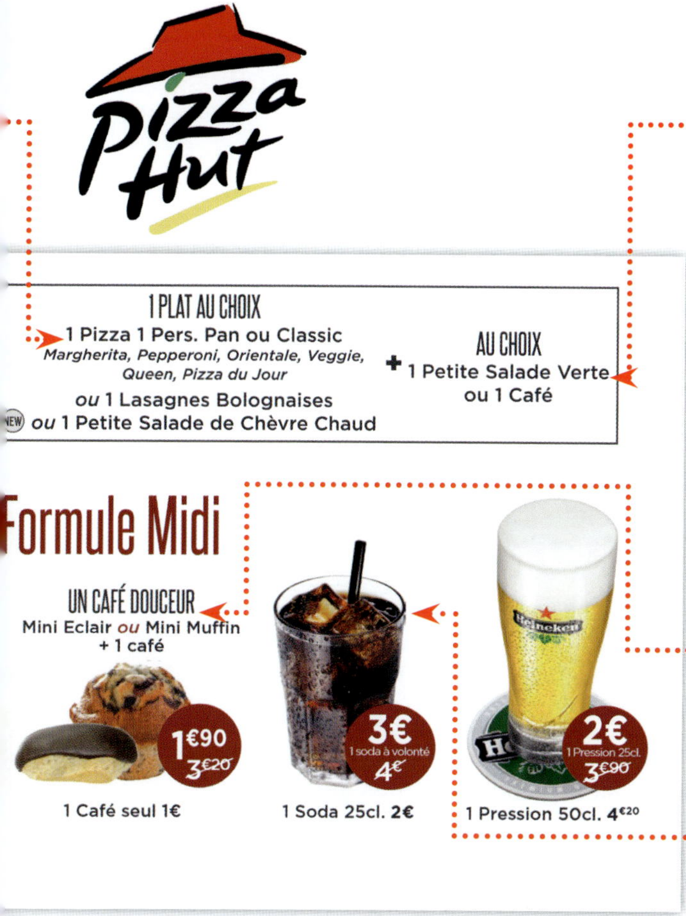
1 PLAT AU CHOIX
1 Pizza 1 Pers. Pan ou Classic
Margherita, Pepperoni, Orientale, Veggie, Queen, Pizza du Jour
ou 1 Lasagnes Bolognaises
NEW ou 1 Petite Salade de Chèvre Chaud
AU CHOIX
+ 1 Petite Salade Verte ou 1 Café
Formule Midi
UN CAFÉ DOUCEUR
Mini Eclair ou Mini Muffin + 1 café
1€90
3€20
1 Café seul 1€
3€
1 soda à volonté
4€
1 Soda 25cl. 2€
2€
1 Pression 25cl.
3€90
1 Pression 50cl. 4€20

OUI
à l'assiette de salade verte ou de crudités (et uniquement de crudités). Pour l'assaisonnement, on évite la sauce mayonnaise ou la sauce césar... Vinaigrette uniquement (à base d'huile d'olive si possible). L'acidité du vinaigre abaisse l'index glycémique du repas.

À LA RIGUEUR,
pour ceux qui aiment terminer sur une note sucrée.

NON aux boissons sucrées, et encore moins à volonté.

Recherche pâtes faites maison

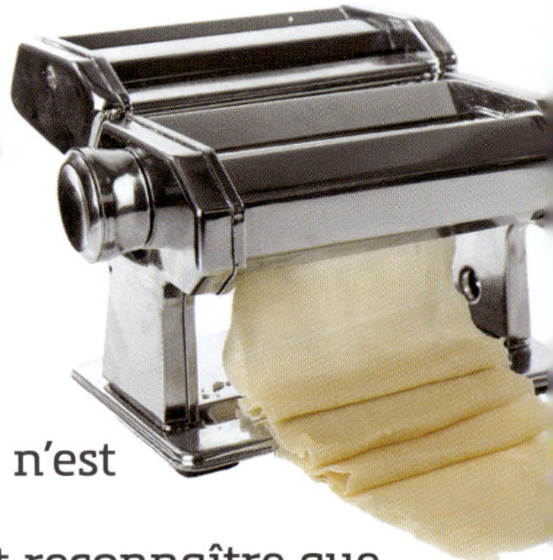

Certes la cuisine italienne ce n'est pas que des pâtes mais il faut reconnaître que ces dernières en représentent une part importante. Ce sont les reines de la gastronomie de la botte.

◆◆◆ Quand on interroge les Français sur leurs plats préférés, les pâtes arrivent en première position ! Nous consommons 8 kg de pâtes alimentaires par an et par habitant. Rapides et faciles à préparer, les pâtes profitent également d'une image d'aliment sain, naturel, qui fournit une énergie progressive tout au long de la journée, grâce à leurs fameux « sucres lents » (au passage, ce terme est aujourd'hui désuet, bien qu'encore largement utilisé). D'ailleurs, les pâtes ne font-elles pas partie intégrante des régimes des sportifs ?

Les pâtes se déclinent aujourd'hui de mille façons, tant dans les formes,

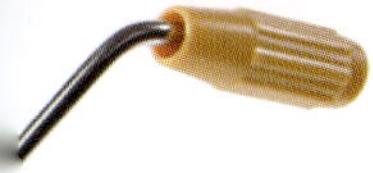

les couleurs, que dans leur composition, qu'elles soient sèches, fraîches ou encore farcies. Les profils de consommation ont tendance à évoluer, avec une demande qui progresse pour les pâtes « spéciales », telles que les pâtes complètes ou encore celles aux légumes.

Dans les pâtes, on trouve de la semoule de blé dur et plus ou moins de sel, d'œufs, de légumes (frais ou sous forme d'extraits), d'aromates, de gluten, de lait.

Les pâtes fraîches présentent un taux d'humidité supérieur à celui des sèches et, souvent, de l'œuf.

À la base des gnocchis : de la semoule de blé dur ou un mélange de farine de blé et de pomme de terre.

Si les ingrédients entrant dans la composition des pâtes restent très simples et peu nombreux, c'est souvent du côté des sauces qui les accompagnent que, nutritionnellement, le bât blesse : excès de graisses pour certaines, sucre additionné pour d'autres, et surcharge en sel pour la grande majorité.

Alors, si vous souhaitez faire de votre plat de pâtes, un plat complet et équilibré pour votre déjeuner, suivez le guide !

Pourquoi il faut une cuisson *al dente* ?

La cuisson des pâtes n'influe pas que sur leur texture : elle a un effet sur l'index glycémique (IG). Plus elle est longue et plus l'ami-

Incontournable parmesan

Célèbre fromage originaire de la région de Parme, il est le « condiment » de base des pâtes dans les restaurants italiens. Très salé mais riche en calcium, il doit être accompagné de légumes car il est très acidifiant, comme les pâtes, et perturbe donc l'équilibre acide-base.

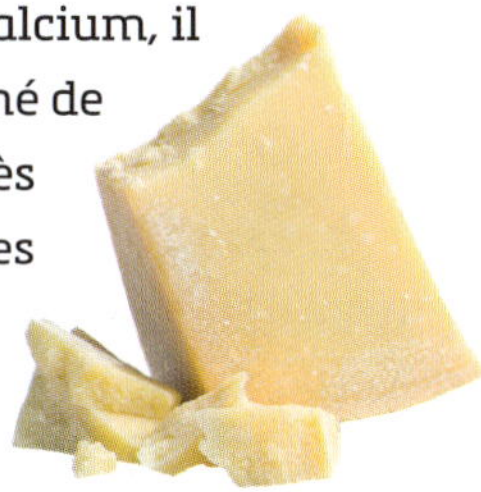

don se « gélatinise », augmentant ainsi l'IG. Et si l'IG augmente, le risque de surpoids et de diabète s'élève aussi (lire page 24).

Le procédé de fabrication des pâtes joue aussi sur l'IG : les faites maison, fraîches, aux œufs ou les pâtes complètes présentent des IG plus favorables que les pâtes industrielles mais au restaurant vous n'aurez guère le choix à ce niveau. En revanche, vous avez la main sur la sauce qui les accompagne.

Une sauce tomate toute simple sera de loin préférable à une sauce blanche épaissie à la farine. Par ailleurs, la composition de la sauce est importante aussi pour l'équilibre acide-base : plus il y a d'herbes, de condiments et de légumes et mieux c'est.

La quantité est aussi importante que la qualité

Au restaurant comme à la maison, la tentation de manger plus de pâtes que nécessaire est grande. Surtout lorsque vous pouvez avoir de grandes portions pour pas cher. Mais sachez que vous n'augmentez pas que les calories, les graisses et le sel avec de plus larges portions : vous chargez votre

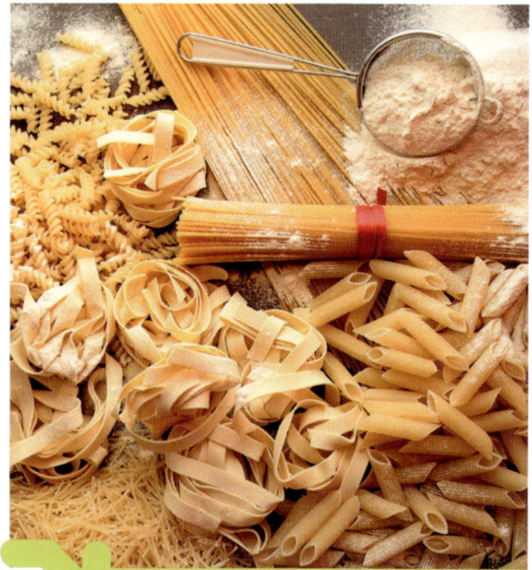

Pennes, farfalles, tagliatelles, conchiglies, spaghettis, coquillettes... Il existe plus de 600 variétés de pâtes de formes, compositions et couleurs différentes.

SACHEZ ÉVALUER LE POIDS DE VOTRE PORTION

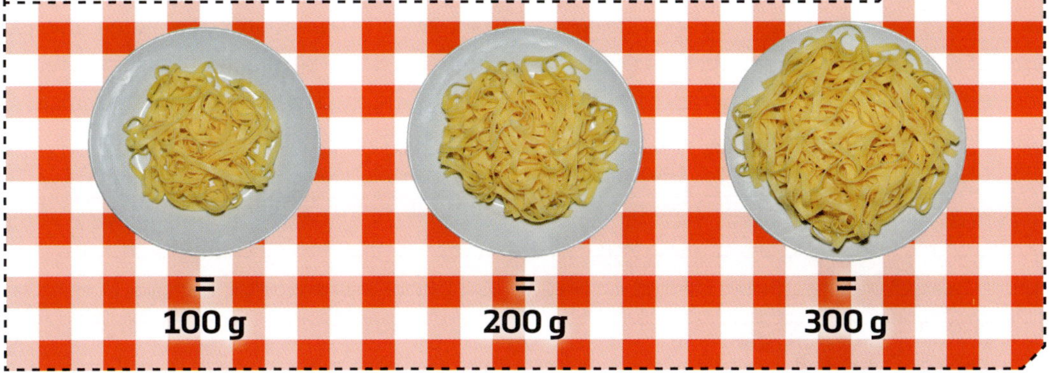

corps en glucides. L'IG n'est pas le seul indice à prendre en compte pour ne pas prendre de poids : la charge glycémique (CG) est aussi importante puisqu'elle tient compte de la quantité de glucides ingérée en plus de leur qualité. Exemple pour des spaghettis bolognaise qui présentent un IG bas de 52. Si vous en consommez une petite assiette de 200 g, la CG est de 36 contre le double (72) pour une grande assiette de 400 g. A titre d'exemple, un homme de 40 ans mesurant 1,75 m et ayant une activité physique modérée ne devrait pas dépasser une CG journalière de 130.

Prenons le cas d'un homme de 40 ans, pesant 75 kilos, et ayant une activité physique modérée.

- Le « Maxi » format des pâtes du menu « A » correspond à environ 400 g de pâtes fraîches.

La charge glycémique de ces pâtes s'élève déjà à ... 62 ! Le « Maxi » format de la sauce carbonara du menu « A » correspond à environ 200 g de sauce.

L'emmental compte pour environ 20 g.

Avec ce seul plat de pâtes, ce monsieur va consommer plus de 43% de son apport énergétique journalier, et l'équivalent de 26 morceaux de sucre, et de plus de 20 g d'acides gras saturés.

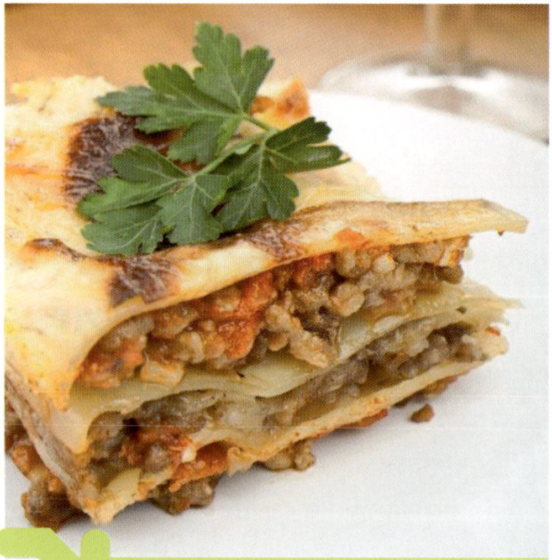

Attention à la béchamel qui accompagne souvent lasagnes et cannellonis

- En optant, dans le menu « B », pour un plus petit format (le format « standard » contient 20 % de quantité de pâtes fraîches en moins, soit 320 g) et une sauce différente, sans fromage, ce monsieur va économiser :
- 350 kcal
- 5 « morceaux de sucre »
- 50 % de matières grasses, celles qui restent étant, en plus, moins chargées en AGS.

Pour compléter le menu « B », Monsieur pourra même prendre un dessert : une compote de pommes portera son apport énergétique, pour le repas, à environ 800 kcal, soit le tiers de ses besoins énergétiques journaliers. C'est bien mieux !

Tout est dans la sauce

Si la quantité et la qualité des pâtes sont importantes, le choix de la sauce qui les accompagne est crucial. Votre critère n°1 doit être la présence de légumes qui alcalinisent le plat et apportent vitamines et fibres. Les sauces à base de tomate sont donc souvent préférables aux sauces blanches (voir sélection pages 158).

200 G DE PÂTES = ENVIRON 300 KCAL

Protéines : 10 g

Lipides : 1,6 g

Fibres : 4,6 g

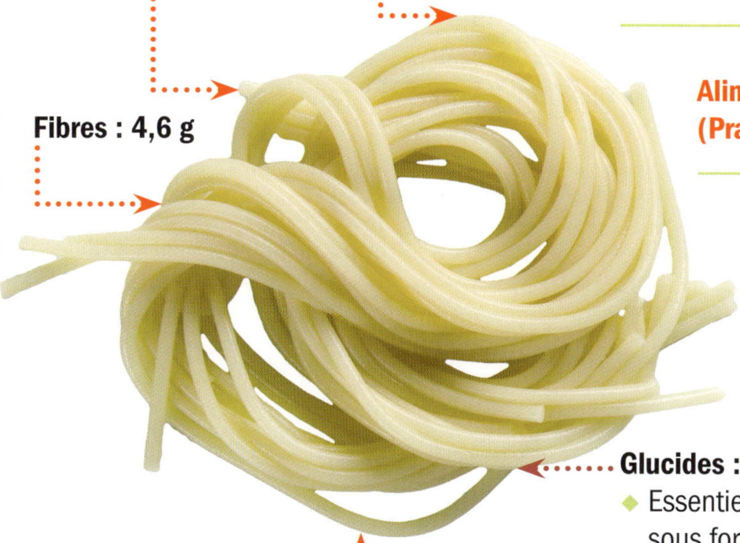

IG modéré (60) mais CG élevée pour une portion de 200 g (36)

Aliment acidifiant (Pral = + 3)

Faible densité nutritionnelle (peu de vitamines)

Glucides : 60 g

- Essentiellement sous forme d'amidon
  Équivalent morceaux de sucre

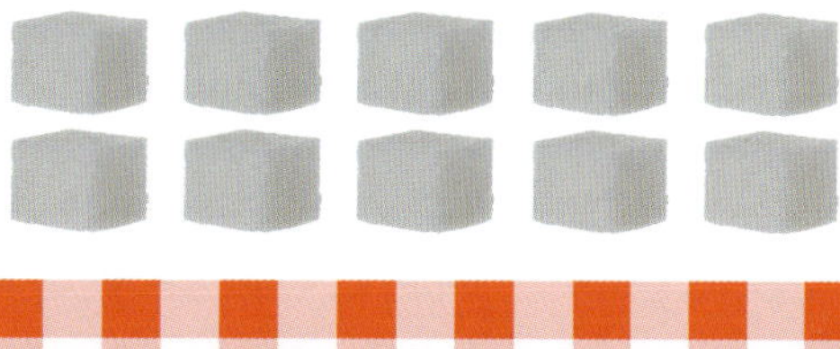

Sel : 0,6 g

- (Équivalent : 1 dosette de sel)

200 G DE RAVIOLIS = ENVIRON 440 KCAL

IG bas (49) mais CG élevée pour une portion de 200 g (31)

Protéines : 18 g

- (semoule et farce telle que viande de bœuf ou fromage)

Lipides : 12 g

- (mais variable selon la farce)

Aliment acidifiant (Pral = + 1,5)

Fibres : 5,4 g

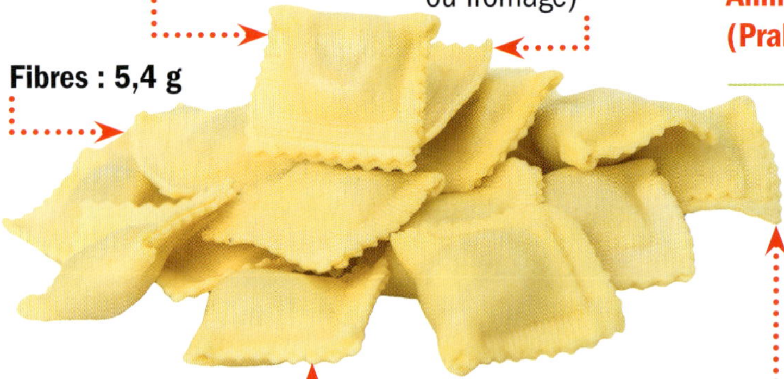

Faible densité nutritionnelle (peu de vitamines)

Glucides : 64 g

- Essentiellement sous forme d'amidon
  Équivalent morceaux de sucre

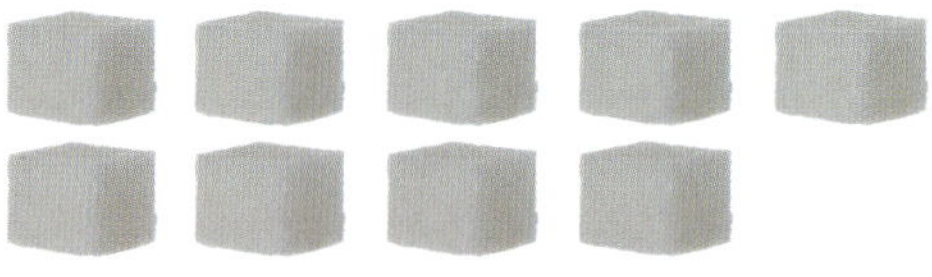

Sel : 2,8 g

- Aliment généralement très salé (Équivalent : 4 dosettes de sel)

200 G DE GNOCCHIS = ENVIRON 350 KCAL

IG modéré (68) mais CG élevée pour une portion de 200 g (45)

Protéines : 10 g
- (semoule de blé et/ou pomme de terre

Lipides : 4 g

Aliment acidifiant (Pral = 0 à 5)

Fibres : 3 g

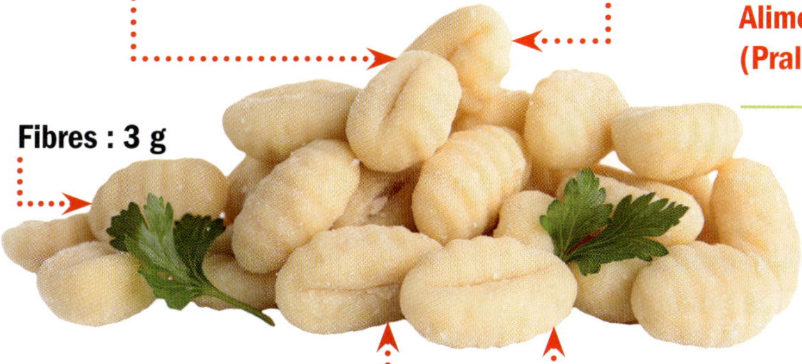

Faible densité nutritionnelle (peu de vitamines)

Glucides : 60 g
- Essentiellement sous forme d'amidon
Équivalent morceaux de sucre

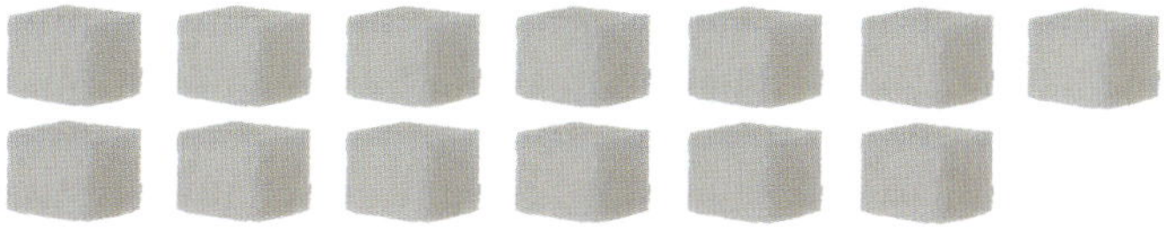

Sel : 2 g
- Aliment salé (Équivalent : 2 dosettes de sel)

FAITES LE BON CHOIX

◆ Si vous avez le choix, préférez les pâtes complètes aux pâtes blanches, raffinées

- Pour abaisser l'IG de cet aliment, et par conséquent la charge glycémique de votre plat.
- Pour bénéficier de davantage de vitamines B, de minéraux (les pâtes complètes contiennent près de 50% de magnésium de plus que les pâtes blanches) et de fibres (environ 60% de fibres en plus pour les pâtes complètes).

◆ Au restaurant, demandez, si possible, une cuisson plutôt « al dente »

Pour abaisser encore l'IG de l'aliment, mais aussi pour préserver la teneur en vitamines B : ces vitamines hydrosolubles passent dans l'eau de cuisson.

Cette requête vous sera malheureusement impossible dans les chaînes proposant des pâtes à emporter, puisque ces dernières sont généralement maintenues à température dans des bacs à chaleur humide après cuisson. On imagine l'IG des macaronis, cuits et recuits, dans un bain de vapeur pendant des heures...

◆ Pour vos pâtes « à emporter », vous limiter au petit format de « Cup » (équivalent à 220 g de pâtes cuites environ), comme pour votre sauce

Évitez dans tous les cas les « Maxi » formats.

Pour la sauce, souvent servie à la louche, n'hésitez pas à demander à en réduire la quantité au moment du service.

Dans certains restaurants, vous pouvez demander à ce que la sauce soit servie à part, pour gérer davantage la quantité consommée.

◆ **Évitez de resaler votre plat de pâtes**
Les sauces contiennent généralement déjà beaucoup trop de sel.
Limitez également l'ajout de fromage (parmesan, emmental....) pour réduire votre apport en sel, comme votre apport calorique (une cuillère à soupe « bien bombée » d'emmental râpé, c'est environ 0,5 g de sel et 75 kcal en plus sur votre repas).

◆ **Ne prenez pas de pain au cours du repas (même pour saucer...)**
L'apport en glucides d'une portion « standard » de pâtes est généralement suffisant pour un repas.

◆ **Limitez-vous à une portion de 200 g de pâtes cuites pour votre déjeuner**
Poids des pâtes cuites = 2 à 2,5 X poids des pâtes crues.

◆ **Si vous tenez vraiment à terminer par un dessert, ceux à base de fruits sont à privilégier**
Pour contrer l'acidité du plat principal, par un apport supplémentaire en potassium, pour apporter plus de fibres à votre repas, et aussi, parce qu'une pâtisserie ou un entremet viendrait surcharger votre apport en sucres.

OUI

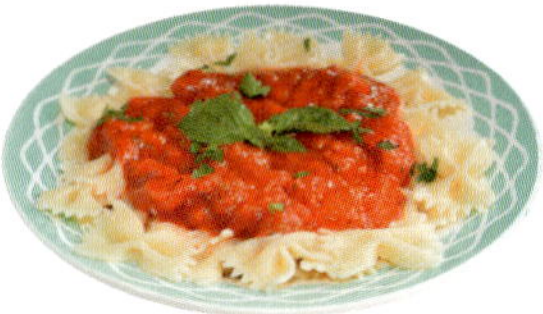
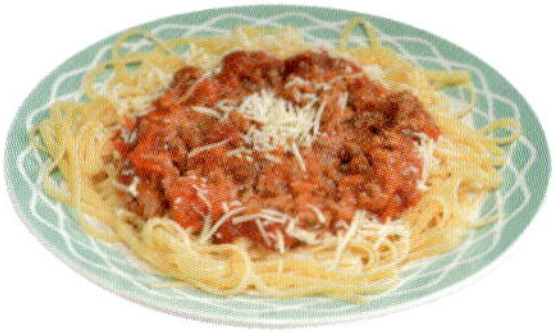
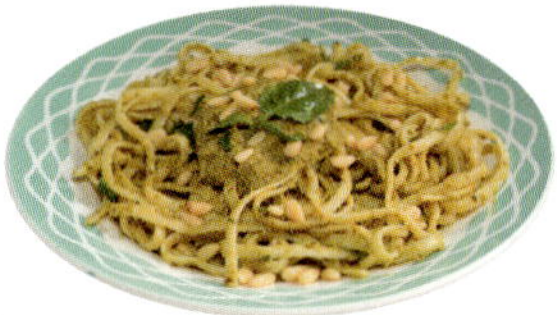
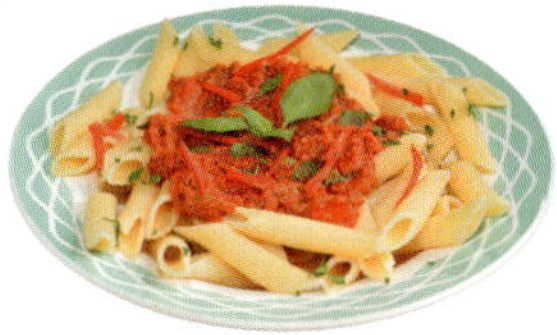

Pâtes sauce napolitaine

- Sauce : env. 57 kcal aux 100 g
- Une recette simple aux légumes et aux herbes qui contient, en général, une liste très courte d'ingrédients.
- Peu de protéines et de graisses mais une teneur en fibres correcte.
- Pas trop salée.
- Une sauce simple et correcte en somme.

Pâtes sauce bolognaise

- Sauce : env. 87 kcal aux 100 g
- Un grand classique plutôt équilibré. C'est l'une des sauces qui apporte le plus de protéines : environ 5%. Une bonne teneur en fibres grâce aux légumes.
- Pas trop grasse et avec peu d'additifs en général lorsqu'elle est industrielle.

Pâtes sauce pesto

- Sauce : env. 435 kcal aux 100 g
- Basilic, pignon, parmesan, ail, huile d'olive, une sauce indémodable. Plus de fibres que dans la bolognaise ou la napolitaine mais surtout beaucoup plus de graisses (mais de bonne qualité), ce qui la rend très calorique.
- Attention aux quantités donc, surtout qu'elle est aussi très salée en général.

Pâtes sauce arrabiata

- Sauce : env. 159 kcal aux 100 g
- C'est la sauce de ceux qui aiment manger relevé. Le piment, l'ail et la tomate assurent une teneur en antioxydants plus qu'appréciable.
- Beaucoup de fibres dans cette sauce assez grasse au demeurant. Peu d'additifs dans les versions industrielles en général.

Pâtes sauce 4 fromages

- Sauce : env. 105 kcal aux 100 g
- Peu de fibres, beaucoup de sel, des matières grasses animales, du lactose, beaucoup d'additifs dans les sauces industrielles, la sauce 4 fromages n'est un régal que pour les papilles.
- À ne pas consommer régulièrement.

Pâtes sauce carbonara

- Sauce : env. 150 kcal aux 100 g
- Un grand classique des restaurants. Bourrée d'additifs à cause des lardons qu'elle contient (la recette originale utilise de la pancetta qui n'est pas fumée). Beaucoup de sel, pas de fibres ou presque, calorique, elle ne plaît qu'à ceux qui aiment se remplir.

Pâtes sauce boscaiola (forestière)

- Sauce : env. 95 kcal aux 100 g
- Encore pas mal de graisses animales, peu de protéines, des fibres quasi inexistantes... On préférera la version « sauce forestière » à base de tomates (et sans crème fraîche !), qui amènera plus de fibres et, aussi, 2 fois moins de lipides (de mauvaise qualité) !

Pâtes sauce au saumon

- Sauce : env. 195 kcal aux 100 g
- Une autre sauce à base de crème fraîche, même s'il en existe des versions à la tomate qu'il vaut mieux préférer.
- Pas mal de sel puisque souvent le saumon utilisé est fumé.
- Pas de fibres, mais le saumon apporte néanmoins des oméga-3 bénéfiques à une recette riche en graisses.
- Un indice Pral qui crève le plafond.

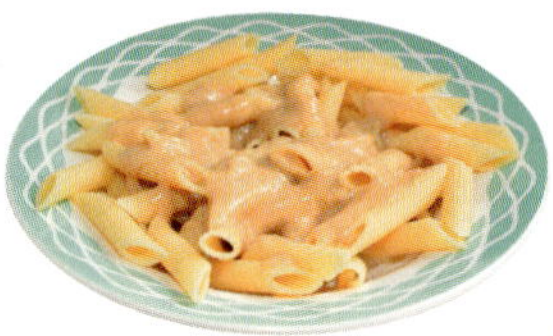

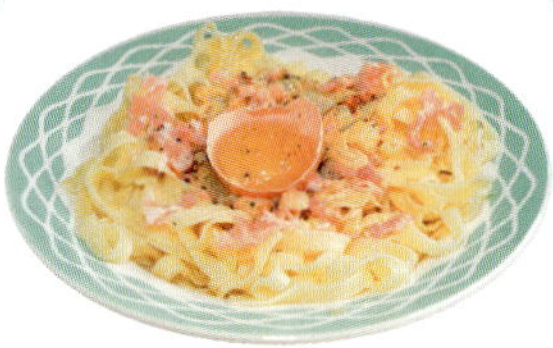

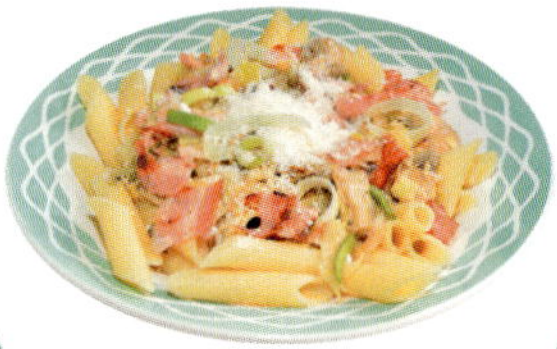

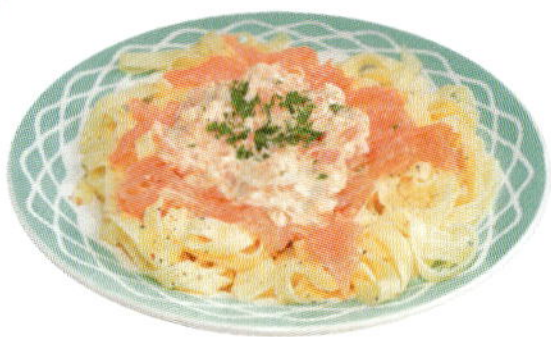

NON

Burger sur place ou à emporter ?

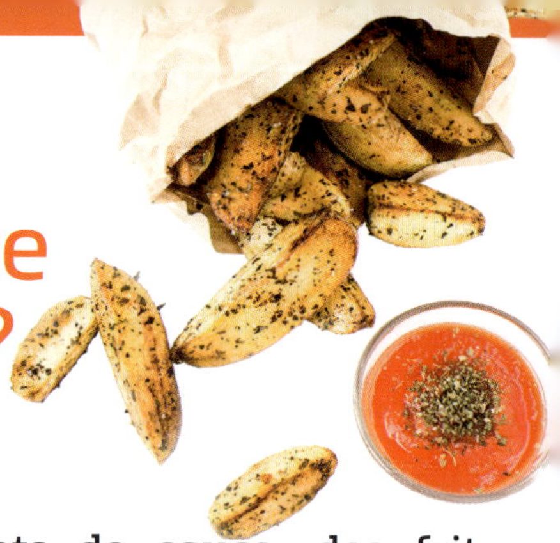

Des sandwichs débordants de sauce, des frites bourrées de sel, des desserts ultra sucrés... : on le sait, le fast-food n'est pas ce qu'il y a de plus sain pour le déjeuner. Ce qu'il faut savoir pour limiter la casse.

◆◆◆ Qui aurait parié en 1980 que le fast-food et les hamburgers auraient autant de succès en France, le pays probablement le plus attaché du monde à ses traditions culinaires ?

Alors que les ventes de sandwichs ont été multipliées par 3 au cours des 15 dernières années, celles des burgers ont été multipliées par 13 sur la même période ! On parle aujourd'hui d'une véritable « folie burger ».

Avec plus de 14 burgers avalés par an et par habitant, les Français sont aujourd'hui les deuxièmes plus gros consommateurs européens de hamburgers, derrière le Royaume-Uni.

Nutritionnellement, le fast-food, ça donne quoi ?

Associées à la malbouffe et souvent montrées du doigt pour expliquer l'épidémie d'obésité, les chaînes de burgers ont fait quelques efforts pour proposer des produits plus sains comme des salades, des fruits, des yaourts, de l'eau minérale... Cependant, les aliments qui sont les plus populaires au fast-food, à savoir les frites, les hamburgers et les nuggets, restent surreprésentés. Or ce sont des plats trop énergétiques et trop riches en sel et en graisses saturées. Alors le fromage du « Double Cheese » nous fait peut être « fondre », comme le prétend la chaîne qui le commercialise, mais certainement pas les hanches, ni la ceinture abdominale. Explications.

Des aliments mous

Qu'il s'agisse des frites, des hamburgers ou des desserts, point besoin de couteau pour les manger. Tous ces aliments sont mous et ne demandent qu'un minimum de mastication. Or les études montrent qu'à

MCDONALD'S LARGEMENT EN TÊTE

CHAÎNE	NOMBRE DE POINTS DE VENTE	CHIFFRE D'AFFAIRES (EN MILLIONS D'EUROS)
McDonald's	1340	4 600
Quick	397	818
KFC	179	130
Burger King	25	100

calories égales, les aliments mous, qu'on mastique peu, font davantage grossir que des aliments fermes. Non seulement les signaux de satiété n'ont pas le temps de parvenir au cerveau (donc on mange au-delà de son appétit), mais le corps dépense moins d'énergie pour les assimiler. Vous voilà prévenu.

Le burger fait des petits

L'engouement pour les burgers incite de nombreux restaurateurs « traditionnels » à en ajouter à leur carte. Aujourd'hui, 75 % des restaurants traditionnels proposent au moins un hamburger, et pour 60 % d'entre eux, c'est devenu le leader de la gamme des plats, devant les traditionnels entrecôtes, grillades ou poissons. Il faut dire que le burger est un produit très rentable avec une marge d'environ 15 %, certes inférieure à celle de la pizza (20 %) mais nettement supérieure à celles des plats de la restauration classique (10 % de marge nette).

◆ Une overdose de sel

L'Organisation mondiale de la santé (OMS) recommande de ne pas avaler plus de 5 g de sel par jour pour diminuer le risque de maladies cardiovasculaires. Difficile quand on sait que chez McDo, une simple grande portion de Potatoes apporte déjà 1,8 g de sel (2,4 g pour les Maxi Frites Rustiques chez Quick) et les sandwichs en apportent entre 1,5 g pour les plus modérés jusqu'à 4,7 g pour les plus salés (voir nos sélections pages 170 à 175). Faites le calcul : un seul repas dans la restauration rapide couvre vite la ration quotidienne. Les études montrent que lorsqu'on mange salé, on boit davantage de sodas. Ce n'est donc peut-être pas innocent de la part de ces restaurants.

◆ Un piège à calories vides

Avec d'un côté, un choix complet de boissons sucrées (Coca, Pepsi, Fanta, jus de fruits) parfois vendues en formats géants, et de l'autre, des cartes de desserts foison-

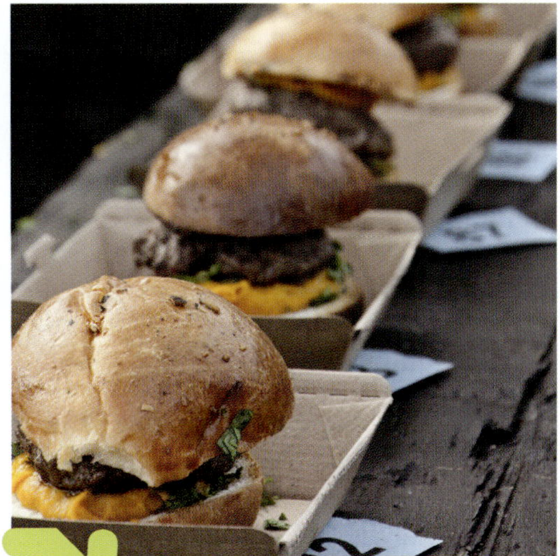

900 millions de burgers ont été vendus en France en 2013

nantes (un choix de près de 29 douceurs chez Quick, 25 chez McDo), les calories peuvent grimper très vite. Ces aliments très sucrés apportent des calories inutiles, des « calories vides » à savoir beaucoup d'énergie pour trop peu de nutriments essentiels (vitamines, minéraux, fibres).

Trop d'additifs

Les chaînes de fast-food font appel à une variété d'additifs comme le E450i (sodium pyrophosphate ou diphosphate), qui prévient la coloration grisâtre de la pomme de terre lorsque celle-ci est mise en contact avec l'air. Le problème est qu'il vient s'ajouter à l'avalanche d'additifs dont l'industrie agroalimentaire truffe ses produits. Ces phosphates, qui s'ajoutent au phosphore naturellement présent par exemple dans la viande du burger ou le lait du sundae, constituent aujourd'hui un problème de santé publique, puisqu'ils sont associés à un risque accru de mortalité, de certains cancers, de maladies cardiovasculaires et rénales. LaNutrition.fr demande d'ailleurs l'interdiction des additifs à base de phosphates.

Pas assez de fruits et de légumes

Bien que certains sandwichs contiennent une petite feuille de salade et/ou une tranche de tomate, la majorité ne sont constitués que de pain, de viande, de fromage et de sauce. Comme parallèlement,

Le revers du grillé et du frit

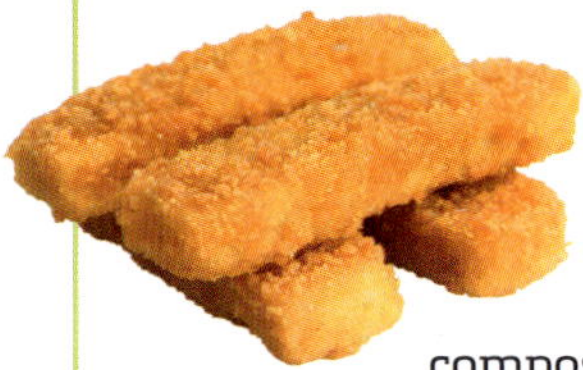

Viande grillée, poisson pané, frites, Potatoes apportent des composés indésirables : produits de glycation avancés (AGE), amines hétérocycliques aromatiques (AHA) et hydrocarbures aromatiques polycycliques (HAP). Les frites renferment des taux élevés d'AGE qui, en excès, ont été associés à un risque de vieillissement accéléré, de maladies vasculaires, de démences, de diabète et de certains cancers. En plus, les fast-foods utilisent souvent des huiles polyinsaturées (colza, soja, maïs) pour leurs fritures et la cuisson. Or, à température élevée et en présence d'oxygène, ces graisses donnent naissance à des produits de dégradation qui ne sont pas bons pour la santé.

quand on est au fast-food, on ne se précipite généralement pas sur les salades et qu'il y a peu de vrais fruits dans les desserts, les menus manquent cruellement de crudités et de légumes.

◆ Trop de produits hautement transformés

Mis à part une feuille de salade et trois rondelles d'oignon par-ci par-là, pas beaucoup d'aliments « bruts » dans les menus des fast-foods ! Nuggets, poissons panés, frites, steaks hachés sont généralement fabriqués par des sous-traitants qui les livrent aux restaurants plusieurs fois par semaine, prêts à l'emploi, soit précuits, soit surgelés.

Les buns (pains pour hamburgers) sont fabriqués avec des farines raffinées, du sucre et des additifs, les sauces sont stabilisées à coup d'amidons modifiés et de conservateurs. Et si les desserts sont mousseux et fondants, les panures croustillantes et les nuggets si tendres, ce n'est sûrement pas grâce au génie culinaire des étudiants travaillant dans les cuisines !

Frites ou Potatoes ?

Frites et Potatoes ne sont pas équivalents sur le plan nutritionnel. Pour plusieurs raisons. D'abord, à cause du mode de préparation et du temps de cuisson. Pour les frites, la cuisson, plus longue, entraîne une concentration supérieure en nutriments énergétiques, donc en lipides et en glucides (la pomme de terre perd tout simplement beaucoup plus d'eau). La préparation des frites, par rapport à celle des Potatoes, nécessite également l'utilisation d'une quantité d'huile plus importante qui va davantage imprégner

PAS LES MÊMES CHARGES EN SEL...

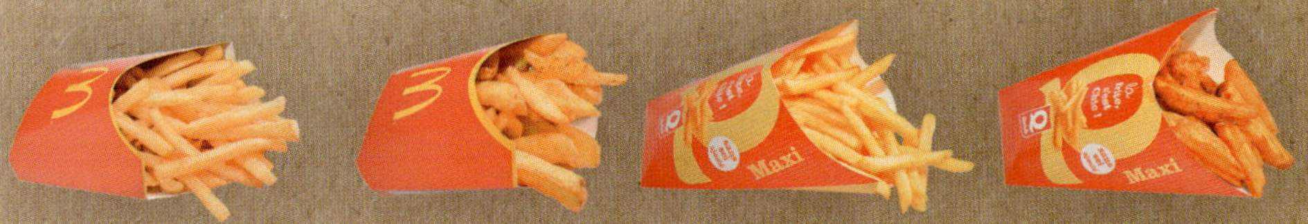

100 g de frites McDo	100 g de Potatoes McDo	100 g de Frites Quick	100 g de Rustiques Quick
=	=	=	=
Sel : 0.5 g	Sel : 1.1 g	Sel : 0.1 g	Sel : 1.2 g
300 cal	196 cal	280 cal	190 cal
Lip : 16 g	Lip : 9 g	Lip : 12.7 g	Lip : 8.2 g
CG = 20 (élevée)	CG = 16.5 (modérée)	CG = 20 (élevée)	CG = 16,5 (modérée)
Glu : 36 g	Glu : 24 g	Glu : 37.5 g	Glu : 26.5 g

l'aliment. Ensuite, les chaînes ajoutent davantage de sel dans les Potatoes que dans les frites (2,4 g soit la moitié des apports recommandés journaliers pour les Maxi Rustiques de Quick !).

Nuggets et compagnie

Dans la plupart des « finger foods » et des « nuggets » de poulet vendus dans les chaînes, la viande ne représente même pas la moitié du produit. En guise de marinade, principalement de l'eau, de l'amidon, de l'huile, du sel. Les nuggets renferment à l'arrivée plus de glucides que de protéines : un surimi de poulet en quelque sorte ! Les différentes formes, c'est pour vous faire oublier le caractère industriel de ces « petits beignets. »

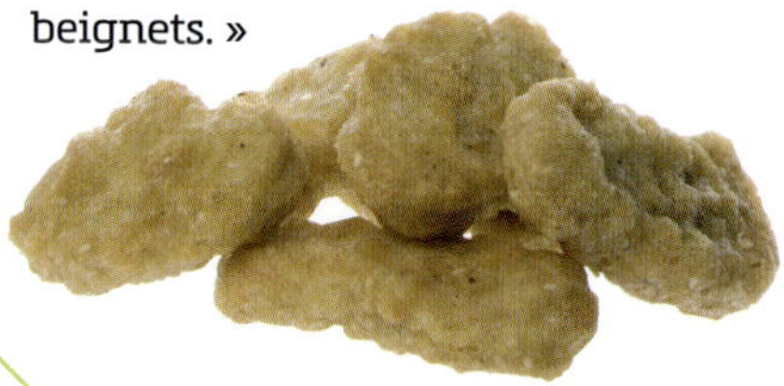

DES DESSERTS HAUTEMENT CALORIQUES

DESSERTS	CALORIES
McDo	
Very parfait	446 kcal
Muffin chocolat	331 kcal
Sundae	330 kcal
Donut	281 kcal
Frappé	208 kcal
Fruits à croquer	42 kcal
Quick	
Beignets	368 kcal
Donut chocolat	348 kcal
Fondant chocolat	284 kcal
Churros (5)	266 kcal
Crêpes Sweet'n Sweet	199 kcal
Yaourt fraise	126 kcal
Burger King	
Choco muffin	441 kcal
Blueberry Muffin	430 kcal
X Cream sunday Mars	387 kcal
Donut	323 kcal
Smoothie mangue	292 kcal
Cornet de glace	106 kcal

SUPER SIZE ME !

Un menu Burger + Coca + Frites c'est quoi ?

Jusqu'à 4,4 g de sel

- (soit 90 % des besoins quotidiens en sel)

Une charge glycémique environ égale à 60

- (on considère qu'une CG est élevée au-delà de 19)

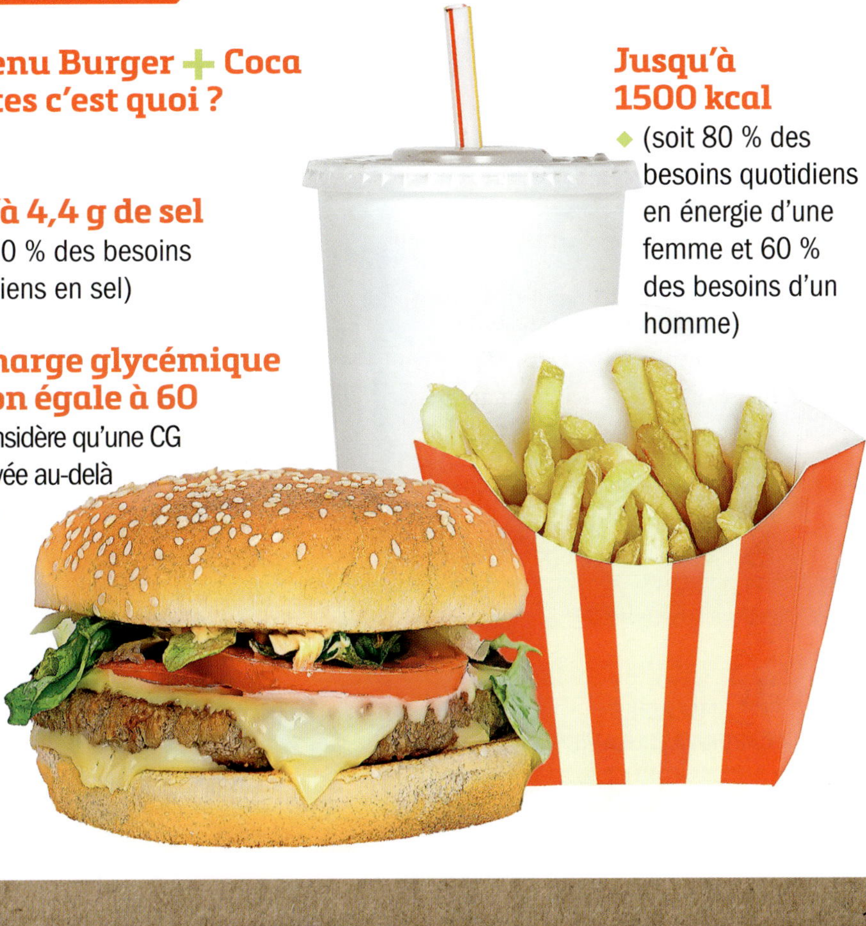

Jusqu'à 1500 kcal

- (soit 80 % des besoins quotidiens en énergie d'une femme et 60 % des besoins d'un homme)

QUELS RISQUES POUR LA SANTÉ ?

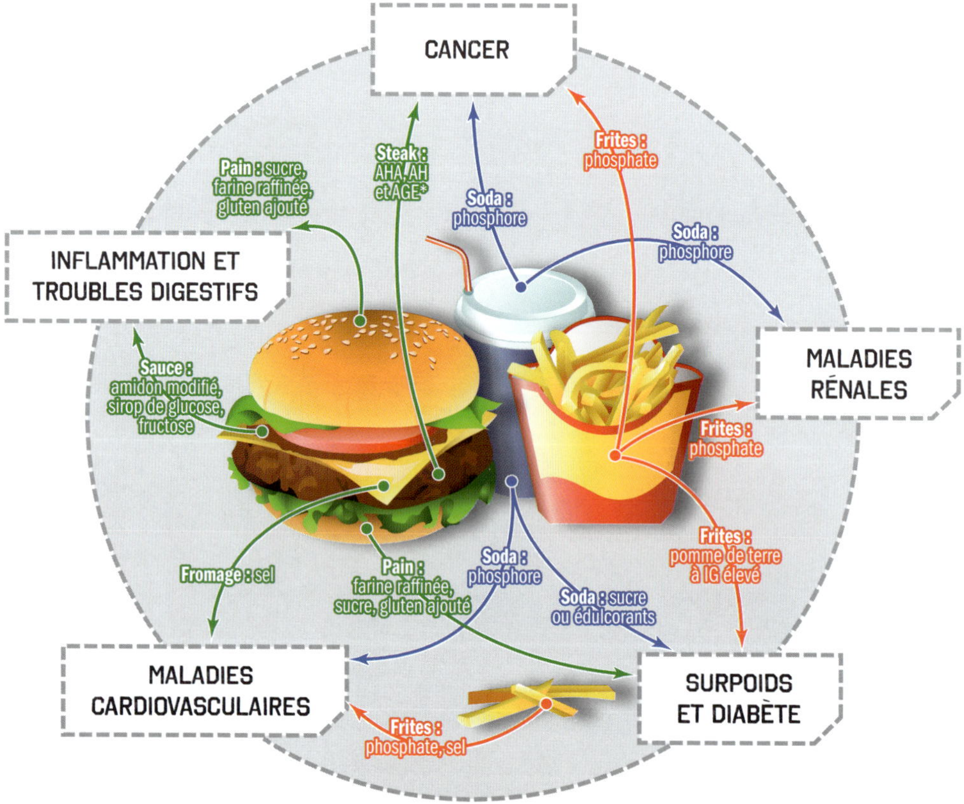

FAITES LE BON CHOIX

◆ **Choisissez le hamburger le plus simple**
et qui contient le plus de crudités (tomate, salade).

◆ **Pour les frites**
Prenez toujours des petites portions.

◆ **Attention aux sauces**
Elles contribuent à ajouter graisses et sucres à votre repas. Privilégiez le ketchup qui, certes sucré, contient moins d'additifs et moins de calories (30 kcal quand une sauce curry ou une sauce « creamy deluxe » peuvent en apporter près du triple à quantité équivalente).

◆ **Pour accompagner votre menu**
Évitez toute boisson sucrée (sodas comme jus de fruits), les aliments proposés contenant déjà suffisamment de glucides. 40 cL de Coca-Cola ou d'un Pepsi contiennent environ 9 morceaux de sucre. Notre cerveau ne comptabilise pas les calories quand il s'agit de boissons : après avoir vidé une canette de soda, nous ne nous sentons pas rassasiés. L'eau minérale reste donc, le meilleur choix.

◆ **N'ajoutez pas de dessert**
à votre menu. Ou bien faites alors au moins l'impasse sur la portion de frites.

◆ **Fréquence de consommation recommandée :**
vraiment pas plus d'une fois par mois. À savoir : aux États-Unis, McDonald's déconseille à ses employés les frites et le coca et recommande les sandwichs sans fromage, l'eau et les salades.

OUI

Sélection Quick

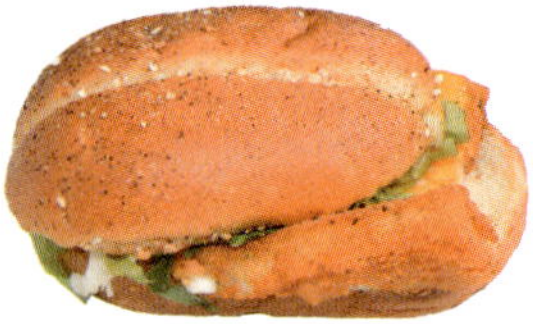

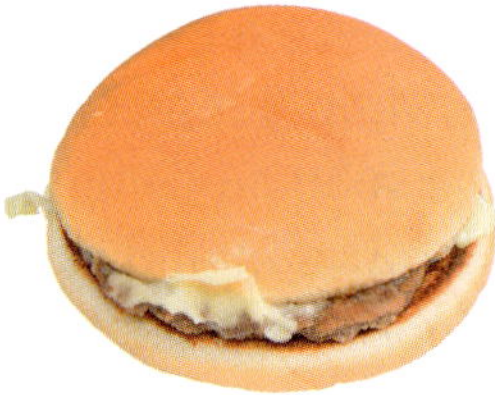

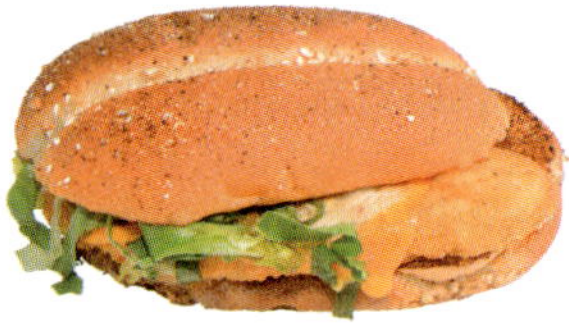

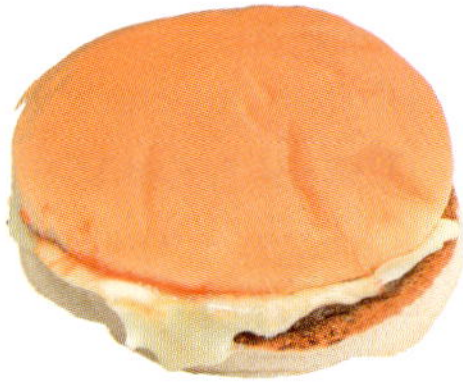

Long Fish

- Un pain aux céréales, un filet de poisson blanc pané et une sauce tartare.
- Ce n'est pas le moins calorique mais avec 562 kcal c'est une économie de150 kcal par rapport au Giant Max.
- Un des plus riches en protéines (grâce au poisson).
- La quantité de sel (1,9 g) est un peu excessive mais reste acceptable.
- Cal: 562
- Poids total : 207 g
- Prot : 24.9 g
- Glu : 43.2 g
- Lip : 31.7 g dont sat. : 5.4 g
- Sel : 1.9 g

Burger Vache qui rit

- Un steak haché 100% pur bœuf, une tranche de fromage fondu et une sauce à La vache qui rit.
- Des calories en quantité modérée, tout comme l'apport en sel (1 g).
- La part des graisses totales et celle des graisses saturées sont un peu élevées. Rien n'empêche d'éliminer un peu de fromage.
- Cal : 308 g
- Poids total : 120 g
- Prot : 17 g
- Glu : 25.5 g
- Lip : 14.9 g dont sat. : 7.1 g
- Sel : 1 g

Long Chicken

- Pain aux céréales, poulet pané et sauce au poivre.
- Un sandwich qui entre de justesse dans notre sélection avec une teneur en graisses élevée (48 % des calories).
- Attention : la teneur en sel est plutôt importante donc éviter les pommes frites Rustiques en accompagnement. Préférez les frites, moins salées.
- Cal : 556
- Poids total : 212 g
- Prot : 23.4 g
- Glu : 45.7 g
- Lip : 30.2 g dont sat. : 6.2 g
- Sel : 2.7 g

Cheeseburger

- Un pain, un steak haché et du fromage fondu.
- Modérément calorique, avec une proportion de graisses plutôt raisonnable malgré le fromage, idem pour les graisses saturées.
- Une quantité de sel plutôt basse pour un burger (0,9 g). C'est vraiment pas mal.

- Cal : 298
- Poids total : 121 g
- Prot : 16.1 g
- Glu : 28 g
- Lip : 13.1 g dont sat. : 5.8 g
- Sel : 0.9 g

Long Bacon

- Pain aux céréales, trois tranches de bacon, deux steaks hachés pur bœuf + tranches de cheddar et de fromage fondu.
- Une proportion relativement importante de graisses (56 % des calories apportées par les graisses) pour ce sandwich plutôt calorique et assez copieusement salé.
- Cal : 615
- Poids total: 199 g
- Prot : 31.7 g
- Glu : 34.6 g
- Lip : 38.3 g dont sat. : 15.5 g
- Sel : 2.8 g

Quick'n Toast

- Pain de mie toasté, steak haché épais, bacon, 2 tranches de fromage fondu et sa sauce poivrée.
- Beaucoup de calories, pour plus de la moitié apportées par les graisses (20 % par les graisses saturées).
- Le bacon est une source d'hydrocarbures aromatiques polycycliques potentiellement cancérogènes.
- Cal : 651
- Poids total : 227 g
- Prot : 35.4 g
- Glu : 42.7 g
- Lip : 37.1 g dont sat. : 13.8 g
- Sel : 2.7 g

Giant Max

- Un Giant géant avec plus de pain, de sauce (mayo, ketchup et câpres), de steak pur bœuf et de cheddar fondu.
- Le plus calorique en raison de sa taille et d'une teneur vraiment trop élevée en graisses (61 % des calories sous forme de graisses).
- En revanche, côté sel c'est plus raisonnable (1,7 g) que le Suprême Classic.
- Cal : 713
- Poids total : 226 g
- Prot : 32.1 g
- Glu : 36.4 g
- Lip : 48.4 g dont sat. : 14.6 g
- Sel : 1.7 g

Suprême Classic

- Pain avec des graines de sésame, steak haché et sauce à la moutarde à l'ancienne.
- Extrêmement calorique, très salé et vraiment trop gras (50 % des calories sous forme de graisses au lieu de 33 % idéalement) dont 22 % de graisses saturées (au lieu de 11 %, soit deux fois trop). Passez votre chemin !
- Cal : 702
- Poids total : 295 g
- Prot : 38.6 g
- Glu : 47.3 g
- Lip : 39.2 g dont sat. : 17.1 g
- Sel : 3.3 g

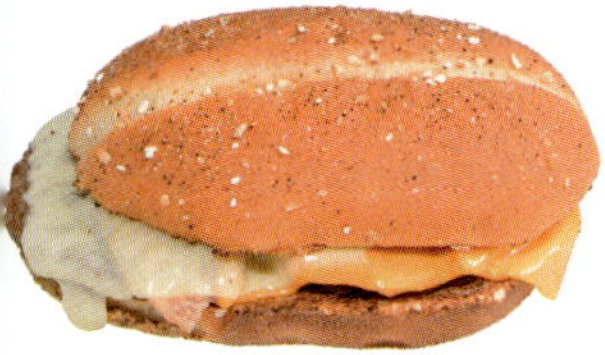

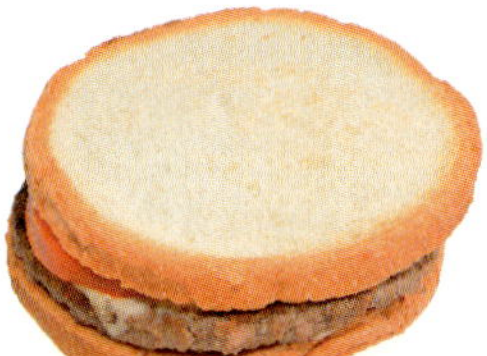

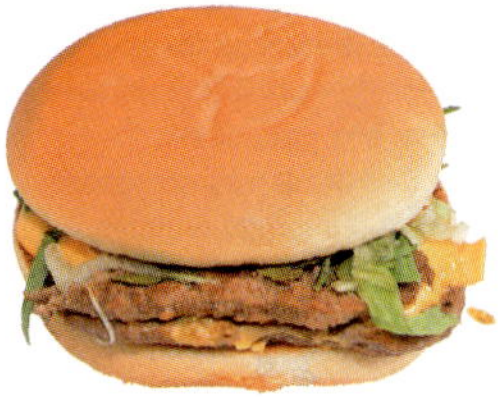

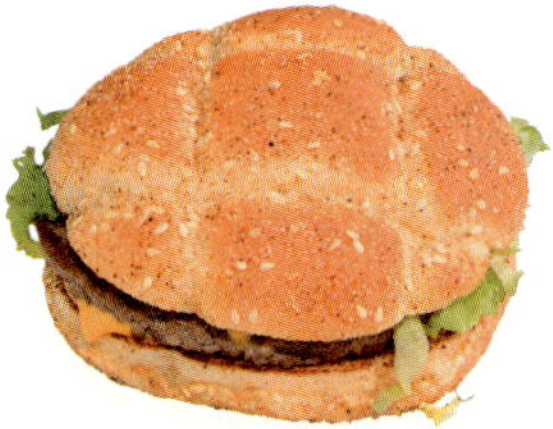

NON

Sélection McDonald's

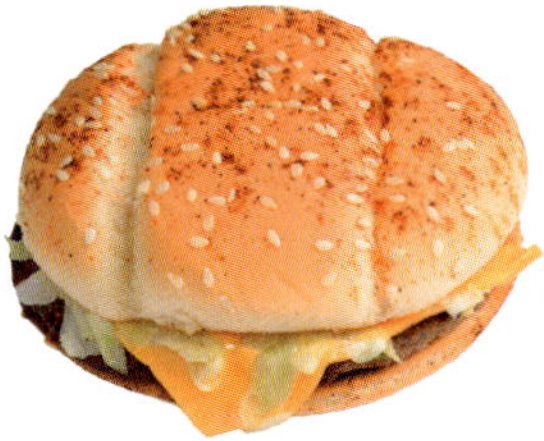

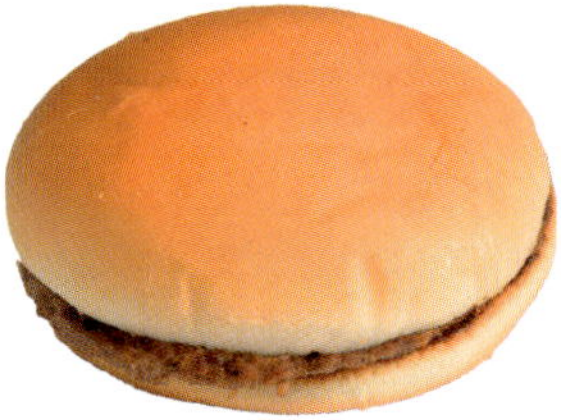

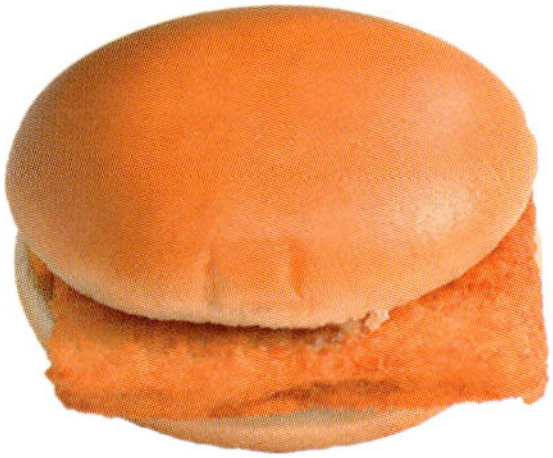

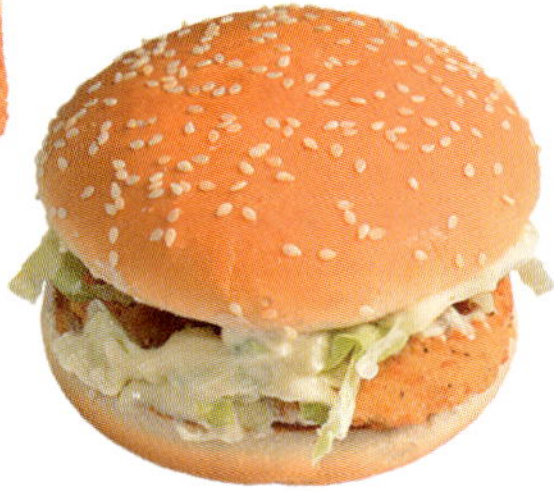

P'tit Tex Mex

- C'est le choix le plus intéressant chez McDo, en tout cas le plus équilibré.
- Assez peu de calories, une bonne proportion de graisses totales (41 % des calories) et de graisses saturées (12 %).
- 9 g de fibres, soit 3 à 4 fois plus que les autres burgers de la chaîne, peu de sucre et une dose modérée de sel (1,2 g).
- Cal : 285
- Poids total : 124 g
- Prot : 9 g
- Glu : 32 g
- Lip : 13 g dont sat. : 4 g
- Sel : 1.2 g

Hamburger

- Un choix très raisonnable tant du côté des calories que des graisses.
- Ces dernières représentent 31 % de calories et les graisses saturées 14%, soit le ratio optimal.
- Une charge glycémique modérée (47 % de glucides), assez peu de sel (1,3 g). Dommage que la teneur en fibres soit anecdotique.
- Cal : 255
- Poids total : 106 g
- Prot : 13 g
- Glu : 30 g
- Lip : 9 g dont sat. : 4 g
- Sel : 1.3 g

Filet O'Fish

- L'addition calorique reste correcte, tout comme la teneur en graisses totales (36 %).
- Ce produit est pauvre en graisses saturées et la charge glycémique est acceptable (45 % de glucides). Avec le P'tit Tex Mex c'est le sandwich qui contient le moins de sucres ajoutés.
- Cal : 320
- Poids total :136 g
- Prot : 14 g
- Glu : 36 g
- Lip : 13 g dont sat. : 3 g
- Sel : 1.5 g

Mc Chicken

- Du pain, du poulet pané, un peu de salade et une sauce citronnée.
- On passe un seuil calorique avec 475 kcal, mais les autres paramètres sont plutôt équilibrés : 37 % des calories apportées par les glucides, 41 % par les graisses.
- Dont une teneur en graisses saturées presque trop basse (5%) !
- Cal : 475
- Poids total : 205 g
- Prot : 23 g
- Glu : 45 g
- Lip : 22 g dont sat. : 3 g
- Sel : 1.8 g

CBO Tabasco vert

- Poulet croustillant, bacon, oignons frits, fromage fondu, salade… et Tabasco.
- Le plus salé des burgers McDonald's et l'un des plus caloriques. La charge glycémique est à l'avenant.
- À éviter. Vraiment !

- Cal : 620
- Poids total : 247 g
- Prot : 26 g
- Glu : 55 g
- Lip : 32 g dont sat. : 11 g
- Sel : 2.0 g

Croque McDo

- Le problème avec le Croque McDo c'est qu'il est deux à trois fois plus petit que les autres (95 g contre autour de 200 g en moyenne) tout en étant aussi salé.
- En d'autres termes, vous risquez de ne pas être rassasié, de commander autre chose et de recevoir double ration de sel !
- Cal : 258
- Poids total : 95 g
- Prot : 14 g
- Glu : 27 g
- Lip : 9.9 g dont sat. : 5.7 g
- Sel : 1.9 g

Royal Cheese

- Deux tranches de cheddar fondu qui accompagnent un steak haché pur bœuf. Des cornichons, de l'oignon, un peu de moutarde et du ketchup.
- Près de la moitié des calories du sandwich sont sous forme de graisses (en raison du fromage). Beaucoup de sel.
- Il y a mieux. Regardez en page de gauche.
- Cal : 528
- Poids total : 207 g
- Prot : 32 g
- Glu : 36 g
- Lip : 28 g dont sat. : 14 g
- Sel : 2.6 g

Grand Premium

- Un pain parsemé de graines de sésame avec un steak haché, des oignons, une sauce « goût grillé » et une tranche de cheddar.
- Une avalanche de calories, une charge glycémique élevée, ce burger ne mérite pas le détour, d'autant que la teneur en sel est copieuse (2,6 g) !

- Cal : 905
- Poids total : 320 g
- Prot : 49 g
- Glu : 56 g
- Lip : 53 g dont sat. : 20 g
- Sel : 2.6 g

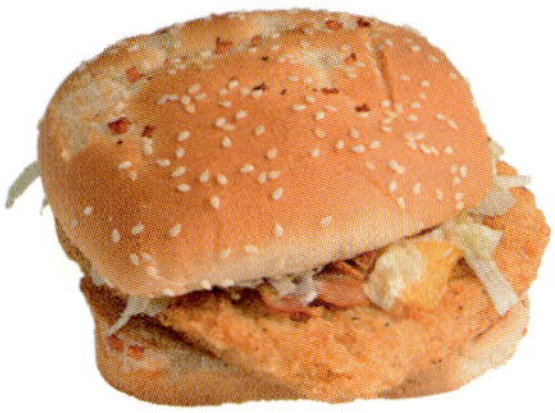

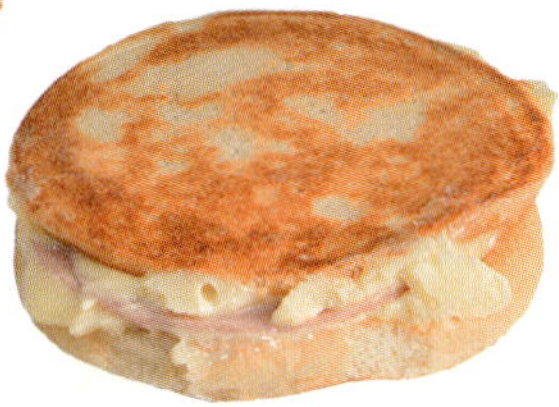

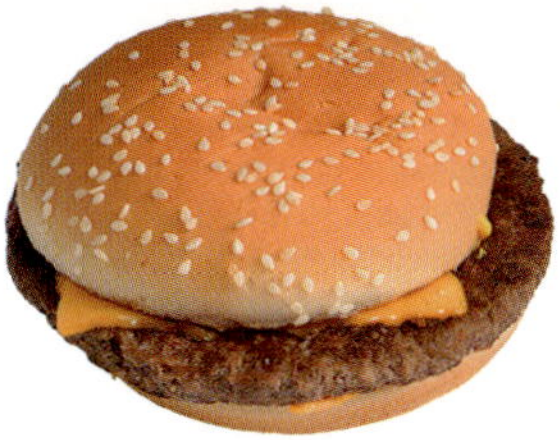

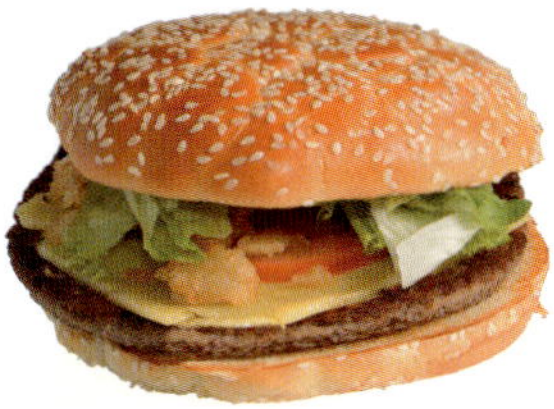

NON

Sélection Burger King

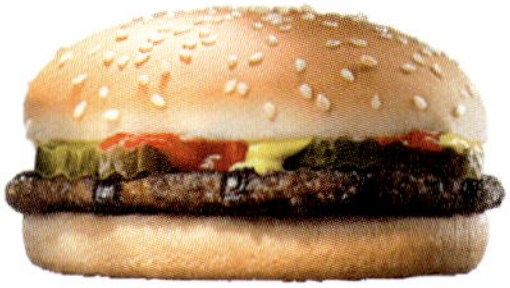
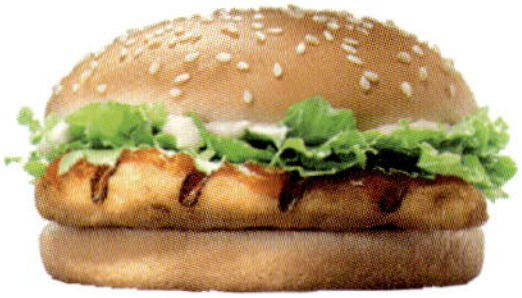
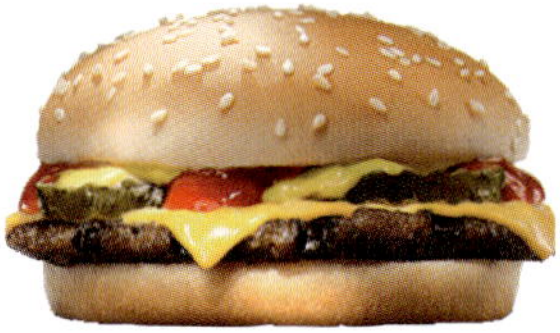
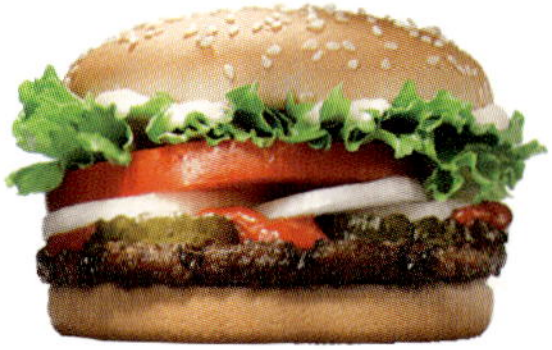

Hamburger

- Pain, steak, cornichon, ketchup, moutarde. Comme dans toutes les chaînes de fast-food, c'est le choix le plus sage, surtout côté calories (266 kcal), sucres ajoutés (5 g), ou pour ce qui est des acides gras *trans* (0,3 g).

- Cal : 266.5
- Poids total : 107 g
- Prot : 11.3 g
- Glu : 30.2 g
- Lip : 11.1 g dont sat. : 3.4 g
- Sel : 1 g

Cheeseburger

- Pain, steak, fromage fondu au cheddar, cornichon, ketchup, moutarde. Assez peu calorique (308 kcal), ce cheeseburger sait rester mesuré pour ce qui est des graisses totales (41%), des sucres ajoutés, et des graisses *trans*.

- Cal : 308
- Poids total : 120 g
- Prot : 13.6 g
- Glu : 30.5 g
- Lip :14.4 g dont sat. : 5 g
- Sel : 1.5 g

Little Grilled Chicken

- Poulet grillé, salade verte et sauce au curry. Un choix possible, avec peu de calories, une part de graisses dans le mille (33 %), peu d'acides gras *trans*. Malheureusement, un peu trop de sucres ajoutés (8 g).

- Cal : 295
- Poids total : 135 g
- Prot : 16.1 g
- Glu : 33.1 g
- Lip : 10.9 g dont sat. : 1.2 g
- Sel : 1.75 g

Whopper Jr

- La plus petite des trois versions du Whopper (pain, bœuf grillé, tomate, oignons, salade, ketchup) et la plus raisonnable avec 348 kcal au lieu de 848 pour le Double Whopper, mais quand même près de 50 % de graisses, il faut en tenir compte. La part des sucres ajoutés reste mesurée, le niveau des acides gras *trans* est limite (0,6 g).
- Cal : 348
- Poids total : 150 g
- Prot : 12.3 g
- Glu : 30.9 g
- Lip : 19.2 g dont sat. : 4.7 g
- Sel : 1.15 g

X-Tra Long Rodeo BBQ

- Ce hamburger est une bombe calorique : il n'est pas loin, à lui seul, de couvrir les besoins énergétiques quotidiens d'une femme. La part des graisses est excessive (60%). Il est aussi bourré de sucre et surtout de sel ! Le pire des burgers de chez Burger King.

- Cal : 1420
- Poids total : 460 g
- Prot : 72.5 g
- Glu : 67.5 g
- Lip : 94.2 g dont sat. : 53.1 g
- Sel : 4.7 g

Double Whopper

- Avec 818,6 kcal par portion, dont plus de la moitié sous forme de graisses, ce sandwich ne fait pas dans la dentelle. Plus inquiétant : il apporte des acides gras *trans*, qui augmentent les risques d'inflammation, de surpoids et de résistance à l'insuline.

- Cal : 818
- Poids total : 355 g
- Prot : 35.9 g
- Glu : 47.2 g
- Lip : 53.6 g dont sat. : 17.4 g
- Sel : 2.5 g

X-Tra Long Chili Cheese

- Un long pain avec trois tranches de bœuf grillées avec du fromage cheddar fondant, de la sauce au fromage épicée et des piments. C'est le plus riche en acides gras *trans* (1,5 g), mais les calories ne sont pas en reste (720 kcal, dont 60% de graisses).

- Cal : 720.8
- Poids total : 243 g
- Prot : 29.2 g
- Glu : 39.9 g
- Lip : 49.2 g dont sat. : 15.8 g
- Sel : 1 g

Big King XXL

- 220 g de bœuf grillé, une sauce de composition non précisée et trois délicieuses tranches de fromage cheddar pour un burger hypercalorique (920 kcal dont près de 60% sous forme de graisses, et plus de 20% de graisses saturées). Tous les seuils sont dépassés. Avec de surcroît une bonne rasade d'acides gras *trans*.

- Cal : 916.9
- Poids total : 358 g
- Prot : 43.2 g
- Glu : 47.8 g
- Lip : 61 g dont sat. : 23.6 g
- Sel : 1.6 g

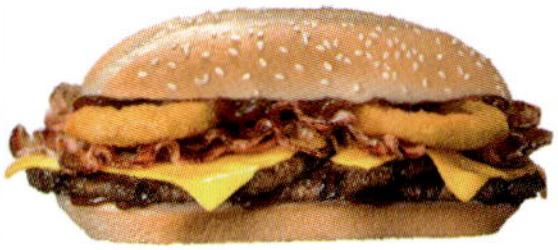

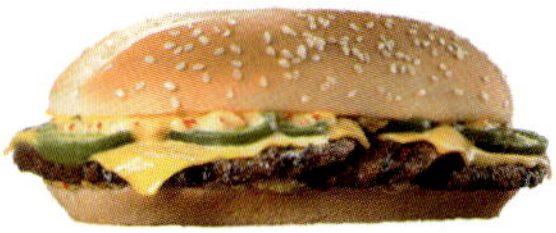

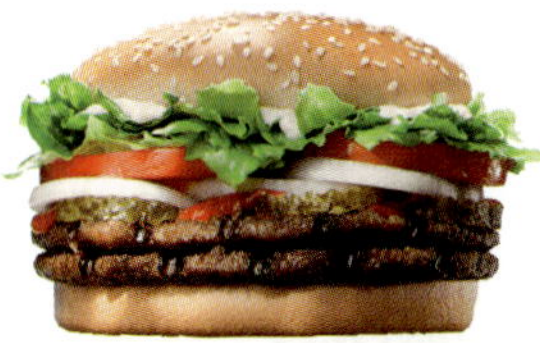

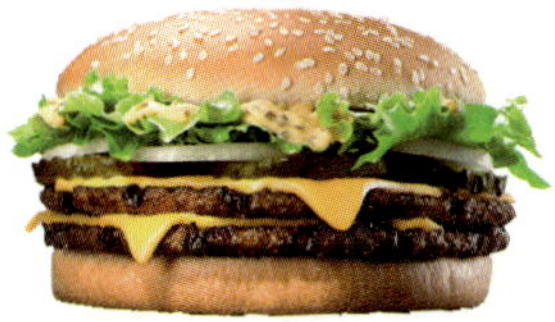

NON

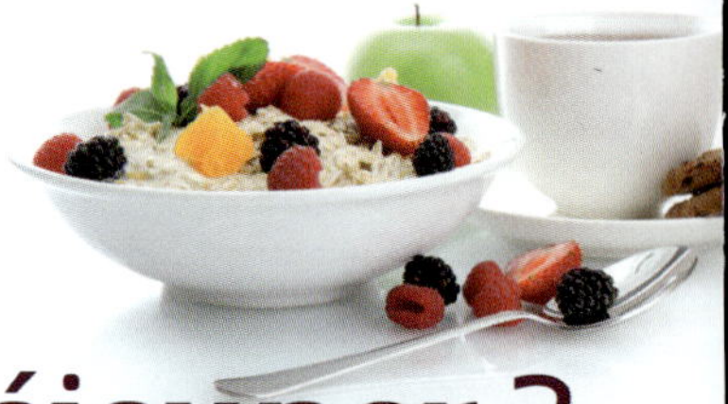

Quel est le meilleur petit déjeuner ?

Si vous faites l'impasse sur le petit déjeuner par manque de temps ou d'appétit, pensez à changer cette mauvaise habitude. Un petit déjeuner bien composé contribue à lutter contre les fringales et à garder la ligne et la santé.

◆◆◆ Le petit déjeuner est un repas important pour bien démarrer la journée et rester en forme physiquement. Les études montrent en effet que les personnes prenant un vrai repas le matin ont moins de problèmes de poids que celles qui ne prennent rien. Il semblerait que plus on mange le matin, moins on aura absorbé de calories à la fin de la journée. Inversement, plus on mange le soir, plus la prise alimentaire de la journée est importante.

Le petit déjeuner est également l'occasion de faire le plein de vitamines, de minéraux et de graisses bénéfiques pour la santé. Mais surtout, le petit déjeuner doit vous permettre de vous sentir rassasié suffisamment pour tenir jusqu'au déjeuner sans fringales et d'éviter les coups de barre.

Les repas servis le matin dans les hôtels sont-ils à la hauteur pour relever ce triple challenge santé/minceur/satiété ? En fait, tout dépend de l'hôtel car, selon le standing, la palette des petits déjeuners va du pire au meilleur.

Nutritionnellement, les petits déjeuners à l'hôtel, ça donne quoi ?

PETIT DÉJEUNER CLASSIQUE

La version « continentale » (pain blanc et/ou croissant, beurre, miel ou confiture, thé ou café avec ou sans lait, jus d'orange) est la plus fréquente. Ce n'est malheureusement pas la meilleure pour la santé. Les viennoiseries et la baguette sont fabriquées avec de la farine raffinée qui a perdu la majorité de ses micronutriments. On a donc un repas fournissant peu de vitamines et de minéraux, peu de fibres, peu

Le petit déj' boudé par les Français

En France, le petit déjeuner est en perte de vitesse, comme le souligne une étude menée en 2010. 91 % des adultes démarraient la journée par un repas en 2003 pour seulement 86 % en 2010. Aujourd'hui, c'est 1 Français sur 5 qui ne prend jamais de petit déjeuner. Paradoxalement, 93 % des Français estiment que ce repas est indispensable pour l'équilibre alimentaire.

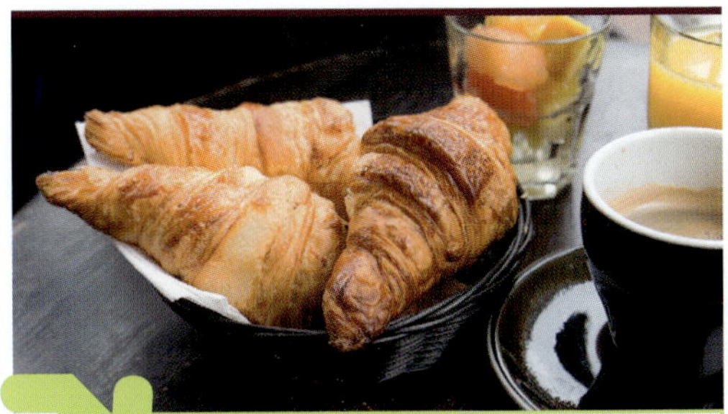

Attention aux aliments contenant de la farine raffinée peu recommandable

de protéines (importantes pour la satiété) et un excès de glucides – accentué si vous sucrez votre boisson et mettez de la confiture sur votre pain. Opter pour ce type de petit déjeuner bourré de « calories vides » le matin risque d'entraîner des fringales et surtout le fameux coup de pompe de 11 h. Or, qui dit fringale dit grignotage de barres chocolatées, de céréales, de gâteaux au chocolat... dont votre santé et votre ligne risquent de pâtir.

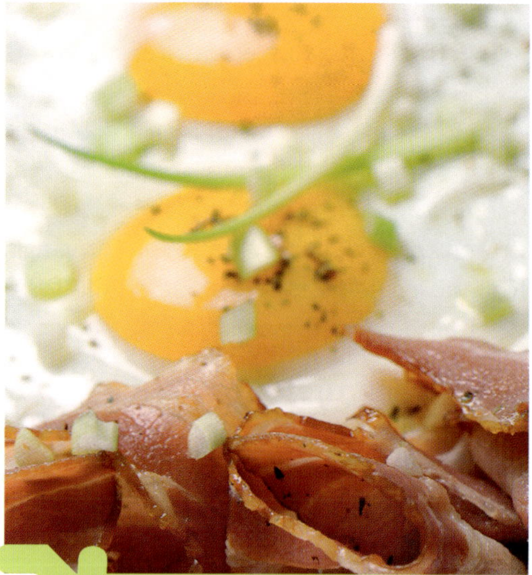

Les protéines animales le matin réduisent la sensation de faim et aident à brûler les graisses corporelles

PETIT DÉJEUNER ANGLO-SAXON

Certains hôtels proposent à leurs clients un large choix d'aliments sucrés et salés en plus des classiques croissants/baguette/thé/café : des protéines animales variées (œufs brouillés, du jambon, du bacon, des saucisses, du fromage, etc.), des fruits frais, des jus de fruits variés, des pains spéciaux (toast, pain complet, de seigle, aux graines...), des céréales de petit déjeuner, des biscuits, des gâteaux, des yaourts. Si ce choix et cette variété sont intéressants, ce n'est pas parce que vous allez pouvoir vous bâfrer, mais parce que vous allez pouvoir sélectionner les meilleurs aliments pour vous concocter un petit déjeuner idéal.

Les aliments à éviter au petit déjeuner

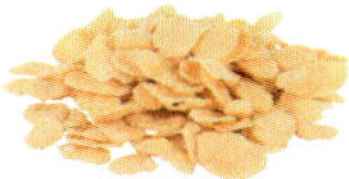

◆ **Les corn flakes, riz soufflé & Cie :** la très grande majorité est fabriquée à partir de farines raffinées. Ce sont des produits extrêmement transformés aux IG élevés, ce qui peut contribuer à augmenter votre risque de surpoids et de diabète. Les flocons d'avoine et le muesli sont nettement plus intéressants car peu transformés et avec des IG bas (voir tableau page 181).

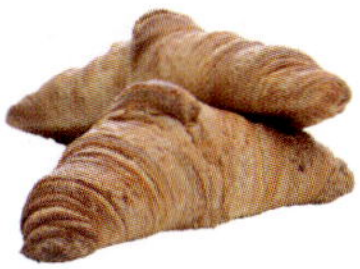

◆ **Les viennoiseries :** elles ont un IG modéré mais une teneur en graisses saturées relativement importante. Attention aux mini viennoiseries : elles semblent petites mais deux pièces pèsent autant qu'un croissant ou qu'un pain au chocolat ordinaire.

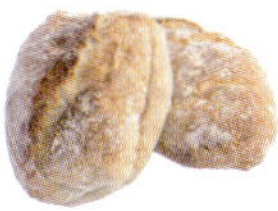

◆ **La baguette :** l'IG de la baguette classique est élevé (75), ce qui ne sera pas sans conséquence sur votre glycémie... et sur votre forme à 11 h du matin !

3 astuces si vous n'avez pas faim

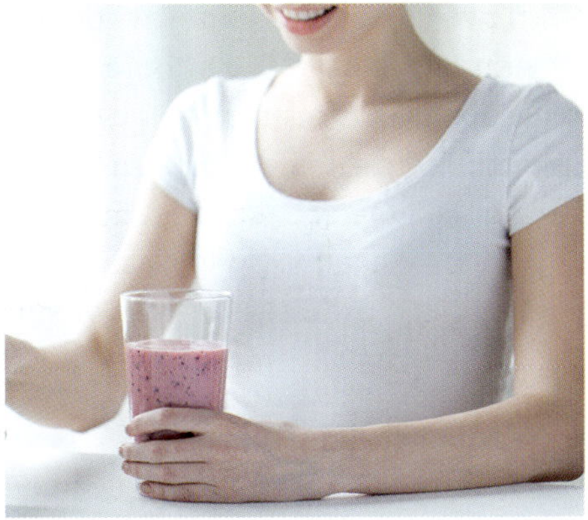

- En vous levant, prenez un verre d'eau, éventuellement agrémenté de quelques gouttes de jus de citron puis prenez votre douche avant de déjeuner.
- Mangez moins le soir : souvent le manque d'appétit du matin est lié au fait qu'on a trop mangé la veille.
- Commencez avec des aliments qui passent facilement : des fruits frais, un yaourt, un smoothie...

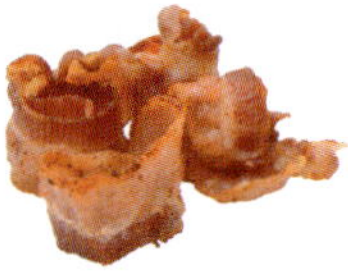

◆ **Le bacon trop grillé :** plus sa cuisson sera poussée, plus il contiendra d'hydrocarbures aromatiques polycycliques (HAP), des substances potentiellement cancérogènes (lire page 40).

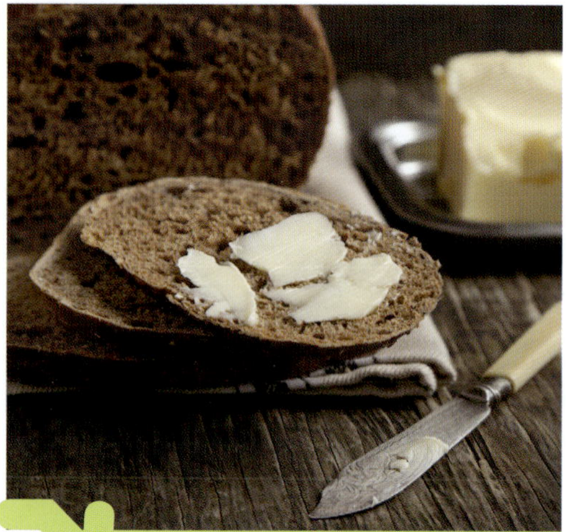

Un pain complet, multicéréales, qui a une mie dense, peu aérée est un pain à IG bas

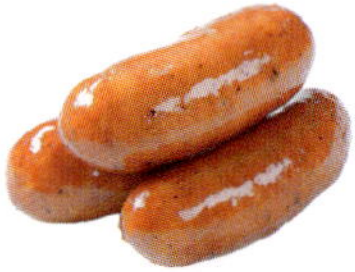

◆ **La saucisse et les charcuteries :** souvent trop grasses et surtout trop salées.

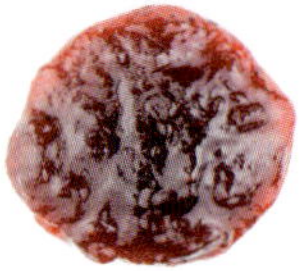

◆ **La confiture :** elle est constituée de 50 % de sucre donc de calories vides. Ajouté au sucre des fruits, c'est 10 g de sucre dans la cuillère à soupe matinale.

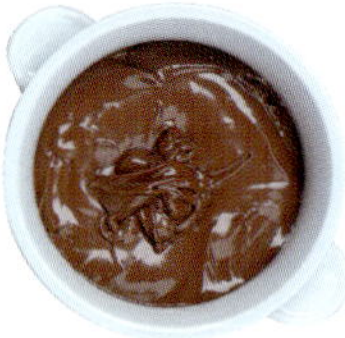

◆ **La pâte à tartiner :** on pense souvent que c'est gras. C'est en réalité surtout très sucré. La plus connue des pâtes à tartiner contient près de 60 % de saccharose. Le reste c'est en gros de l'huile de palme et quelques noisettes (13 %).

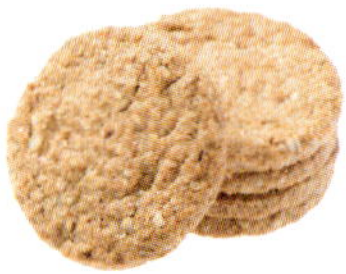

◆ **Les biscuits et les gâteaux :** la plupart sont riches en calories mais pauvres en nutriments, ils sont inintéressants et même néfastes pour votre santé et désastreux pour votre ligne. Passez votre chemin.

POURQUOI LES PROTÉINES SONT IMPORTANTES AU PETIT DÉJEUNER

Une étude menée par des chercheurs américains a montré que manger des œufs le matin diminue la sensation de faim dans la matinée mais également les calories consommées au déjeuner et tout au long de la journée. On a moins faim après un petit déjeuner riche en protéines qu'après un riche en glucides. Ce résultat est confirmé par les tests sanguins qui montrent qu'il y a plus de ghréline dans le sang, une hormone qui stimule la faim, après un petit déjeuner riche en glucides.

Gras mais bons pour la santé

Les aliments gras ne sont pas forcément à bannir : certains sont bénéfiques et contribuent à la satiété. Alors n'hésitez pas à introduire dans votre petit déjeuner de l'avocat et des oléagineux comme les noix (riches en oméga-3), les amandes ou les noisettes.

IG DES ALIMENTS GLUCIDIQUES DU MATIN

ALIMENTS	IG
Special K nature, Kellogg's	84
Rice Krispies	82
Corn flakes	82
Biscotte	75
Baguette courante	75
Pain de mie très blanc	74
Pain de mie complet	71
Pancakes	67
Croissant	65
Krisprolls	65
Baguette de tradition française	63
Pain complet au levain	60
Pain au lait	60
Wasa fibre	59
Flocons d'avoine Quaker Oats	59
Muesli	55
Pain noir allemand (pumpernickel)	50
Pain aux céréales	50
Pain de seigle	40
All Bran	30

LE PETIT DÉJEUNER IDÉAL = 4 ALIMENTS

1

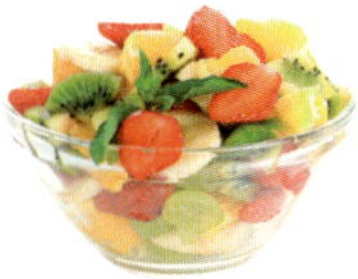

Un fruit

◆ melon, pastèque, pomelo, banane, orange, pêche, nectarine, fruits rouge, raisin, pomme, poire, kiwi... Les salades de fruits et les compotes peuvent aussi convenir, tout comme les smoothies.

2

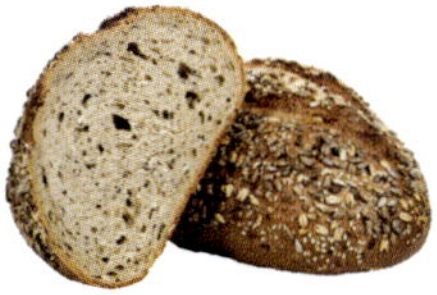

Un aliment glucidique à IG bas

◆ pain aux graines de lin, complet au levain, de seigle, multicéréales, Wasa fibre... avec un peu de beurre ou de margarine aux oméga-3. Sinon, flocons d'avoine ou muesli. Voir tableau page 181.

3

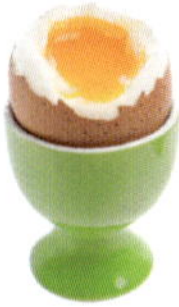

Un aliment protéique

◆ fromage blanc, yaourt au lait de vache ou au soja, œuf au plat, à la coque ou brouillé, jambon, blanc de dinde, viande des Grisons, le saumon fumé, fromage en petite quantité.

4

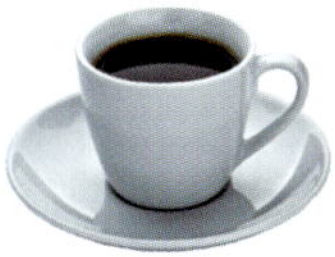

Une boisson (non sucrée)

◆ café, thé vert, thé noir, infusion (verveine, menthe, camomille...).

FAITES LE BON CHOIX

◆ **Si vous n'avez pas d'autre choix que le petit déjeuner continental** (viennoiseries, baguette, beurre, confiture et jus d'orange), il va falloir redresser la barre en demandant au maître d'hôtel un fruit, des œufs brouillés, une tranche de jambon ou encore un yaourt nature en supplément.

◆ **Si vous ne pouvez pas négocier**
Ne prenez pas ce petit déjeuner et tentez de trouver à l'extérieur de l'établissement un bistrot qui pourra vous préparer une petite omelette ou bien une épicerie ou une boulangerie dans lesquelles vous pourrez acheter de quoi faire un repas équilibré : Wasa fibres, fruits secs, oléagineux, pain complet, jambon... Vous pouvez également ramener une pomme, quelques oléagineux ou tranches de pain de chez vous, dans votre valise.

◆ **Si on vous propose un buffet**
Organisez votre petit déjeuner autour de 4 aliments :
- un fruit ou une salade de fruits frais,
- un aliment glucidique à IG bas,
- une source de protéines
- et une boisson.

Ne chargez pas trop votre plateau d'emblée, vous aurez toujours la possibilité de vous resservir si vous n'êtes pas rassasié.

Et comme boisson, vous prendrez quoi ?

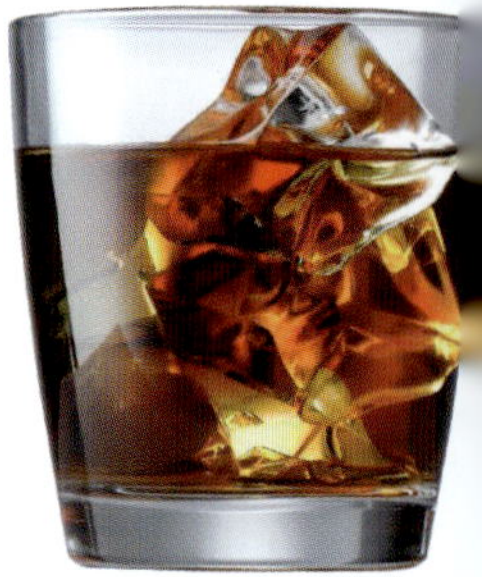

Il est difficile de faire l'impasse sur les boissons au restaurant, d'autant qu'elles font souvent partie des menus. Hors carafe d'eau, quel est le meilleur choix pour votre santé ?

◆◆◆ C'est souvent sur les boissons que les restaurateurs se font les marges les plus importantes. Ainsi, bières et sodas sont vendus 4 à 5 fois leur prix de revient, les boissons chaudes entre 8 et 10 fois… Mais pour vous, y a-t-il un intérêt à prendre autre chose que de l'eau du robinet ?

Des softs pas si *soft*

Au fast-food et dans les sandwicheries, à part la bière, il n'est proposé que des boissons sans alcool. Sodas et jus de fruits ont la cote, tandis que les eaux minérales sont en général boudées (pourquoi payer de l'eau que l'on peut avoir gratuitement en carafe ?). Entre les différents jus de fruits, censés nous apporter des vitamines, les sodas « light », censés nous aider à contrôler notre poids, quels sont les meilleurs choix ?

1 JUS = 1 FRUIT ?

De nombreux Français, poussés à manger « 5 fruits et légumes par jour », pensent qu'un jus de fruits, 100% jus, remplace avantageusement un fruit entier. Certes, les jus apportent vitamines et antioxydants, comme les fruits dont ils sont issus. En revanche, ils ne contiennent pas (ou peu) de fibres (même fraîchement pressés). Et ils pourraient, consommés de façon régulière et soutenue, augmenter le risque de surpoids et de diabète (et aussi de caries). En effet, qu'on se le dise : un verre de jus d'orange apporte autant de sucre qu'un verre de soda.

LES SODAS : INCONTOURNABLES ?

Très consommés à l'apéritif ou au cours des repas, notamment ceux pris sur le pouce, les sodas, même light, peuvent-

Boire light sans complexe ?

Avec 0 calories et 0 sucre (ou presque), les sodas « light » sont très prisés par les personnes qui surveillent leur ligne. À doses modérées, les édulcorants de synthèse ou naturels ne semblent pas présenter de danger (en tout cas aucune preuve formelle n'existe). Mais sachez tout de même que selon une étude américaine de 2013, ils auraient tendance à stimuler l'appétit, et feraient consommer 88 kcal à 194 kcal de nourriture en plus par jour. En effet, contrairement au sucre, ils ne provoquent pas une libération de dopamine dans le cerveau, une substance liée à la récompense et au plaisir, ce qui fait que l'envie de consommer du sucre revient, pour retrouver cette sensation de plaisir.

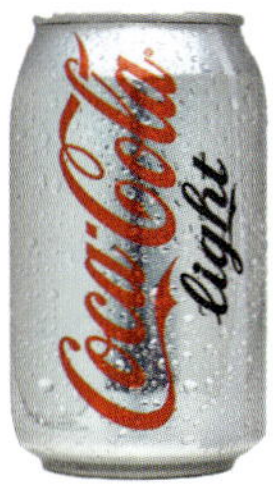

ils figurer dans un menu santé ? Pas vraiment. Ils apportent des calories vides et la consommation régulière de ces boissons ne présente que des inconvénients pour notre santé, comme de nombreuses études ont pu le démontrer :

- les sodas entraînent un excès de calories, et favorisent donc le surpoids.
- ils augmentent le risque de diabète de type 2 : une canette par jour élève de 22 % le risque de développer cette pathologie.
- ils accélèrent également le vieillissement : une consommation quotidienne de 60 cL, soit près de deux canettes, ferait vieillir prématurément de 4,6 années.
- les sodas pourraient également favoriser les fractures. Ils apportent de l'acide phosphorique, qui contribue à perturber la régulation du phosphore corporel, du calcium, de la vitamine D et de l'équilibre acido-basique. Cette perturbation pourrait conduire à une perte de masse osseuse.
- ils contribueraient également à l'hypertension.

L'index glycémique d'un Coca-Cola ou d'un Pepsi est de 58, celui d'un Fanta ou de tout autre soda à l'orange est de 68. Une canette de Coca-Cola et de Fanta ont déjà respectivement une CG de 20 et de 21,5. Si vous prenez un soda en apéritif ou en accompagnement, zappez le dessert, pour alléger la charge glycémique globale de votre repas.

Les sodas « light » représentent-ils un meilleur choix ? A priori oui puisqu'ils n'impactent pas la glycémie et n'apportent pas de calories. Mais en réalité il semblerait qu'ils nous fassent manger plus, ce qui fait que les calories gagnées d'un côté sont perdues de l'autre (lire encadré page précédente). Sans compter que leur goût entretient notre appétence pour le sucré.

Light ou pas, les sodas doivent donc être consommés occasionnellement et dans la quantité la plus petite possible (une bouteille de 25 cL plutôt qu'une canette de 33 cL par exemple).

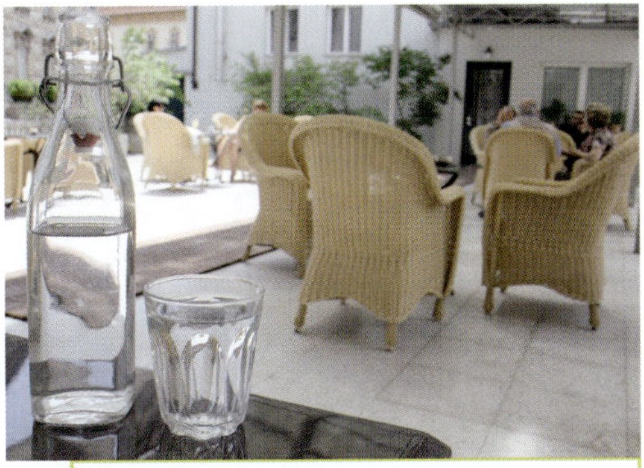

Les eaux riches en bicarbonates sont des alliées de l'équilibre acide-base

ET POUR L'EAU ?

Certaines eaux en bouteille sont intéressantes car elles sont riches en bicarbonates et contribuent donc positivement à l'équilibre acide-base. Parmi les eaux gazeuses à privilégier : Vichy et Badoit. En eau plate, choisissez de l'Evian ou de la Vittel. L'eau du robinet convient très bien sur le plan sanitaire, mais elle a souvent un petit goût chloré et vous ne pouvez pas choisir sa composition minérale.

Au restaurant, qu'elle soit en bouteille ou en carafe, l'eau reste le meilleur choix de boisson pour la santé.

Les boissons alcoolisées

Si c'est sur les boissons que les restaurateurs font le plus de marge, ce sont elles aussi que le consommateur va zapper s'il fait attention à son porte-monnaie. C'est d'autant plus vrai pour les boissons alcoolisées qui coûtent plus cher que les softs. Bilan : la consommation d'alcool hors domicile est en baisse en France, notamment en ce qui concerne les alcools forts de type whisky.

Dans les brasseries et crêperies, il vous sera automatiquement proposé des boissons alcoolisées. Lesquelles choisir ? À quelle dose ?

QUELLE QUANTITÉ BOIRE ?

Quand vous buvez un demi de bière, un ballon de vin rouge, une coupe de champagne ou encore une dose de whisky (un baby) ou de pastis, vous consommez

ÉQUIVALENCE VERRES

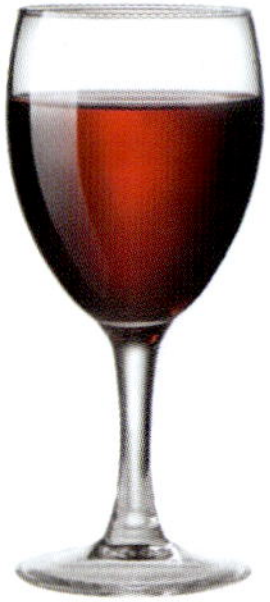

Ballon de vin
◆ 10 cL

=

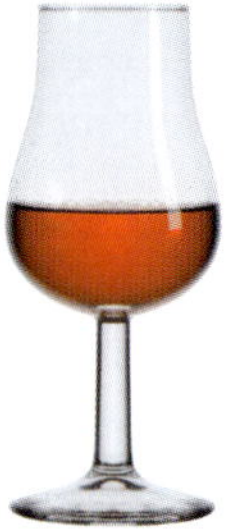

Verre de porto
◆ 6 cL

=

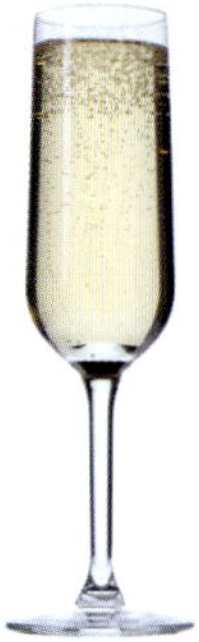

Coupe de champagne
◆ 10 cL

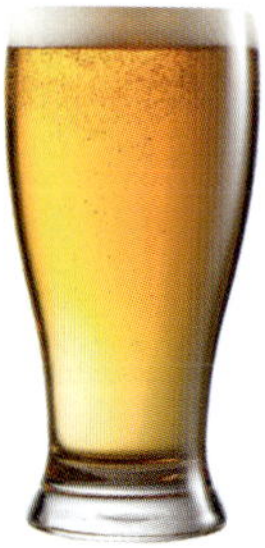

1/2 de bière
◆ 25 cL

=

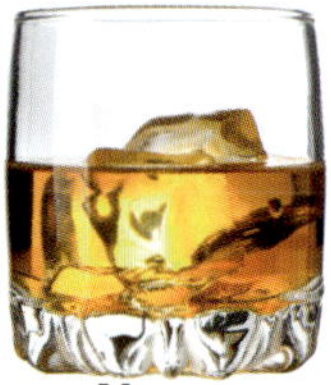

Verre de whisky
◆ 3 cL

=

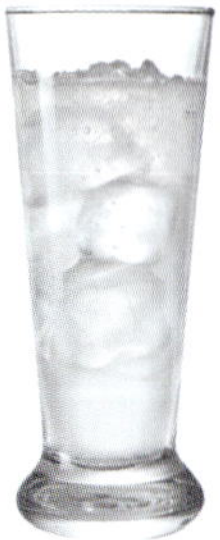

Verre de pastis
◆ 3 cL

= **1 UNITÉ D'ALCOOL**

pratiquement la même quantité d'alcool pur : c'est ce qu'on appelle une unité d'alcool. Ce n'est donc pas la concentration en alcool de la boisson ingérée qui joue, mais bien la quantité d'alcool pur par verre, qui elle, est identique.

Les risques liés à la consommation d'alcool (mortalité et maladies graves) augmenteraient au-delà de 20 g d'alcool par jour (soit une consommation équivalente à 2 unités d'alcool). En pratique, il est recommandé de ne pas boire plus de 2 unités d'alcool par jour pour les femmes, 3 unités pour les hommes et 4 en cas de consommation occasionnelle.

DES CALORIES « VIDES »...

Plus la boisson présente un degré d'alcool élevé, plus l'apport en calories est important, à volume consommé équivalent.

1 g d'éthanol apporte 7 kcal (contre 4 kcal pour 1g de glucides ou de protéines et 9 kcal pour 1 g de lipides).

Les calories apportées par l'alcool sont utilisées par l'organisme en premier

Alcoolémie : le code de bonne conduite

Le taux d'alcool dans le sang ne dépend pas que de la quantité d'alcool consommée. Il est fonction de la corpulence, de ce qui est ingéré en même temps, de la vitesse de consommation...
Par exemple, si un couple de corpulence moyenne se partage une bouteille de vin au restaurant, ils boivent donc chacun 3,5 unités d'alcool. Leur alcoolémie ne sera pourtant pas identique à la fin du repas : chez l'homme de 70 kg elle sera de 0,71 g/l de sang, chez la femme de 60 kg, de 0,97.
En France, il est interdit de conduire un véhicule avec une alcoolémie égale ou supérieure à 0,5 g/l (0,2 g/l pour les jeunes conducteurs). L'équation à retenir est : 2 verres = 2 unités d'alcool = 0,5 g/l environ (en moyenne, attention : seul l'éthylotest peut donner votre alcoolémie exacte).

lieu. L'organisme stockera donc plus volontiers les graisses apportées par l'alimentation au cours du repas.

La plupart des alcools ont un IG à 0, la majorité des glucides des aliments sources ayant disparu, utilisés lors du processus de fermentation. Mais certains alcools échappent à cette règle, comme le cidre (IG de 40, bas) ou la bière (IG de 66).

Attention : certains cocktails alcoolisés sucrés, les kirs, etc. contiennent aussi les calories du sucre ajouté par les sirops et jus.

L'apport calorique d'une boisson alcoolisée est donc très variable, de 60 à... 250 kcal !

... MAIS AUSSI DES ATOUTS SANTÉ

Selon les scientifiques, une consommation d'alcool régulière, légère à modérée :

- protégerait des maladies coronariennes,
- diminuerait le risque de développer un diabète de type 2,
- aurait un effet protecteur contre le déclin des fonctions cognitives (mémoire, concentration...) chez les personnes âgées.

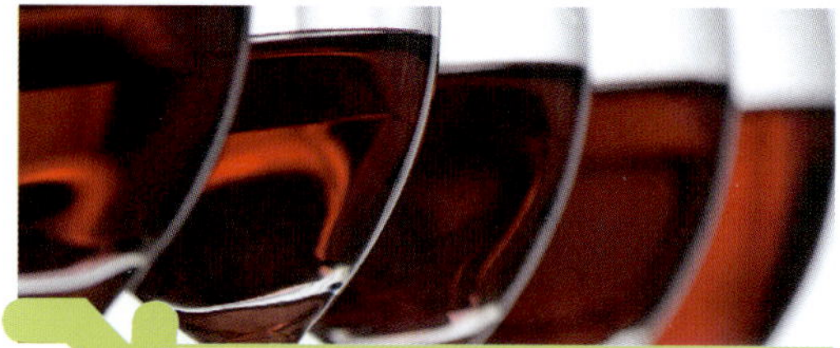

Les Français restent les plus grands consommateurs de vin avec 60 bouteilles par habitant et par an

C'est l'alcool, et non le type de boissons alcoolisées consommées, qui est à l'origine de ces bénéfices.

Le vin rouge ne serait donc pas le seul alcool à avoir des vertus santé, même si, par sa richesse en antioxydants, il surpasse les autres alcools.

Pour choisir le vin le plus riche en polyphénols protecteurs, deux règles à retenir :

- les vins rouges contiennent plus de polyphénols que les vins blancs et rosés (entre 1500 et 7000 mg/L contre 160 à 600 mg/L).
- il y a plus de polyphénols dans les vins jeunes.

FAITES LE BON CHOIX

L'eau reste le meilleur choix de boisson au restaurant.
Si vous prenez une eau minérale privilégiez Vichy, Badoit, Evian ou Vittel. Ce sont les plus favorables à la santé.

Si vous souhaitez une boisson sucrée
Préférez les jus de fruits fraîchement pressés ou les smoothies aux fruits entiers mixés (en petit verre).
En apéritif, un jus de tomates ou un Perrier tranche sont les meilleurs choix pour la santé et la ligne.
Évitez les sodas et les cocktails de fruits ou les nectars, trop sucrés.
Les sodas light ne représentent pas une alternative valable aux sodas conventionnels, sauf très occasionnellement, et en faisant attention à ses prises alimentaires après.

Pour le vin
Un verre de vin rouge ou de cidre artisanal peut être un bon choix.
Mais attention à ne pas boire plus de deux verres si vous conduisez.
Évitez la bière dont l'IG est particulièrement élevé et les boissons alcoolisées sucrées telles que les vins liquoreux (muscat), les vins doux cuits (Martini, Porto...), les cocktails sucrés, les kirs...

Un conseil
Lorsque vous buvez de l'alcool, pensez à boire également de l'eau pour éviter la déshydratation (comptez un verre d'eau par verre d'alcool).

DANS LA MÊME COLLECTION

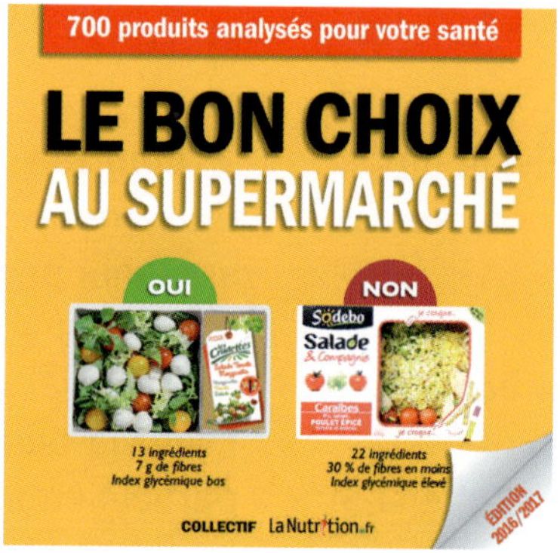

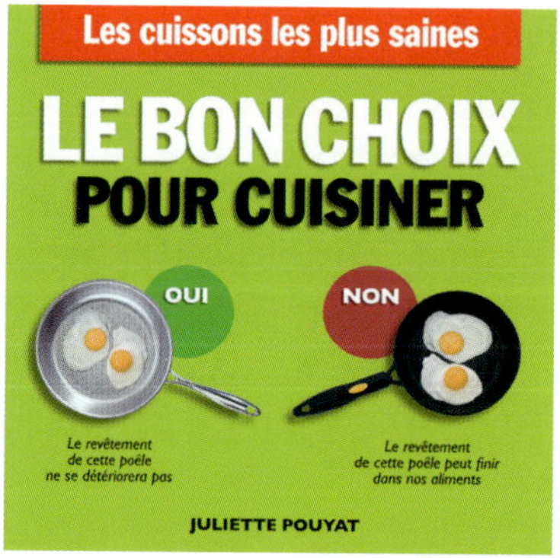

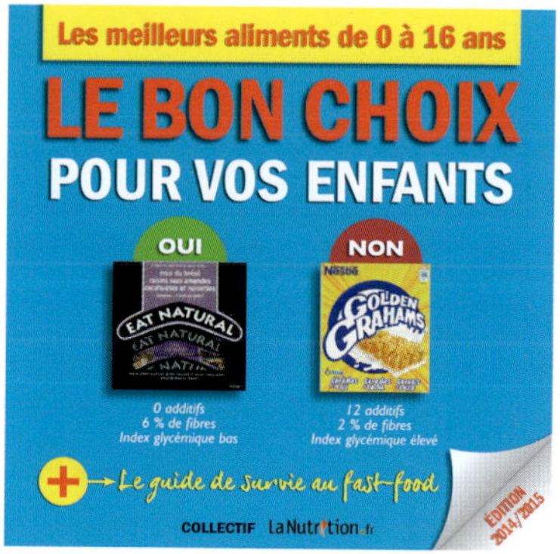